MONOGRAPHIEN AUS DEM GESAMTGEBIETE DER NEUROLOGIE UND
PSYCHIATRIE
HERAUSGEGEBEN VON
M. MÜLLER - BERN · H. SPATZ - GIESSEN · P. VOGEL - HEIDELBERG
HEFT 92

AKUTE PORPHYRIE
UND PERIARTERIITIS NODOSA
IN DER NEUROLOGIE

VON

JOSEF BECKER

DR. MED., PRIVATDOZENT FÜR NEUROLOGIE
AN DER NEUROLOGISCHEN KLINIK
DER MEDIZINISCHEN AKADEMIE DÜSSELDORF

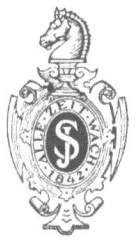

SPRINGER-VERLAG
BERLIN · GÖTTINGEN · HEIDELBERG
1961

Aus der Neurologischen Klinik der Medizinischen Akademie Düsseldorf
Direktor: Prof. Dr. E BAY

ISBN-13:978-3-540-02730-0   e-ISBN-13:978-3-642-94829-9
DOI: 10.1007/978-3-642-94829-9

© by Springer-Verlag OHG / Berlin-Göttingen-Heidelberg 1961.

Druck: Konrad Triltsch, Graphischer Großbetrieb, Würzburg

Vorwort

Die schon seit einem Menschenalter zu den „Inborn errors of metabolism"
(A. E. GARROD) zählende und bereits ebensolange in ihrem klinischen Erscheinungsbild (F. GÜNTHER) bekannte Porphyrie hat gerade in jüngster Zeit eine besondere
Bedeutung erlangt, weil sie als ein Musterbeispiel der genbedingten Stoffwechsel-
und Struktur-Anomalien angesehen werden kann.

Wenn die Akute Porphyrie bislang aber in der Differentialdiagnose intern-
neurologischer und auch psychischer Krankheitsbilder keine wesentliche Rolle gespielt
hat, so ist der Grund hierfür sicher nicht ihre Seltenheit, sondern vielmehr der, daß
es außer der auf die „Konstitutionsanomalie" Porphyrismus hinweisenden — jedoch
nicht obligaten — typischen Urinverfärbung, kein einziges klinisches Symptom gibt,
das für die „Krankheit" Akute Porphyrie pathognomonisch wäre.

Indem sich die Akute Porphyrie auf Grund des ihr eigenen intermittierenden
Verlaufes, sowohl generell als auch individuell, in sehr unterschiedlicher Ausprägung
hinter der „Maske" einer internen, psychischen und gar nicht so selten neurologischen Symptomatik verbergen kann, weist sie jedoch mit der oft gleichfalls als völlig
„rätselhaftes Krankheitsgeschehen" imponierenden Periarteriitis nodosa in ihrem
klinischen Erscheinungsbild eine so frappierende Ähnlichkeit auf, daß die Polysymptomatologie als das Charakteristikum und differentialdiagnostische Kriterium
beider Krankheiten gelten kann.

Inhaltsverzeichnis

A. Akute Porphyrie

Die auch heute noch als selten geltende „akute Porphyrie" ist bereits 1912 von dem deutschen Arzt GÜNTHER ausführlich beschrieben worden. GÜNTHER konnte damals über einen eigenen Fall von akuter Porphyrie und 14 weitere Beobachtungen berichten, die überwiegend im englischen Schrifttum veröffentlicht waren.

I. Zur Physiologie und Pathophysiologie der Porphyrine

Der Rückgriff GÜNTHERs auf die früheren Beobachtungen, deren älteste aus dem Jahre 1888 datiert, war deshalb möglich, weil alle diese Fälle bei einer großen Ähnlichkeit der Symptomatologie vor allem dadurch gekennzeichnet waren, daß sie einen auffallend dunklen, portweinfarbenen bis tiefschwarzen Urin entleert hatten.

Der im Urin dieser Patienten reichlich vorhandene Farbstoff schien mit dem von MULDER (1844) beschriebenen eisenfreien Hämatin, das 1871 von HOPPE-SEYLER als „Hämatoporphyrin" bezeichnet wurde, identisch zu sein.

HANS FISCHER (1915, 1916, 1924, 1930, 1940), dem als erstem die Totalsynthese des Hämins gelang, konnte jedoch den Nachweis erbringen, daß es sich bei dem durch Eisenabspaltung aus dem Hämin gewonnenen Hämatoporphyrin um ein Kunstprodukt handele.

In Verfolgung eines Grundprinzips der organischen Chemie, wonach alle kompliziert gebauten Stoffe wie z. B. die Vielzahl der Sterine auf einen Grundkörper zurückzuführen sind, war FISCHER zu der Feststellung gelangt, daß alle Chromoproteide, zu denen außer dem Hämoglobin das Chlorophyll und eine Reihe von Zellfermenten (Zellhämine) gehören, Pyrrolderivate sind und der Grundkörper dieser Pyrrolfarbstoffe das Porphin ist, das sich aus 4 Pyrrol-Ringen, die durch Methin-Gruppen unter Ringschluß vereinigt sind, aufbaut.

Durch Einfügung verschiedener Substituenten erhält man aus dem Porphin die Klasse der Porphyrine, die aber erst durch Einlagerung von Metallen in diejenigen Stoffe übergehen, die einen der prosthetischen Gruppe des Hämoglobins (Fe = Hämoglobin, Mg = Chlorophyll) entsprechenden Aufbau zeigen. Entzieht man also dem Hämoglobinfarbstoff das Eisen (Fe) oder dem Pflanzenpigment das Magnesium (Mg), so erhält man Proto-Porphyrin.

Die Porphyrine sind demnach Farbstoffe (Pigmente), die beim Menschen sowie bei jedem häminbildenden Lebewesen schon normalerweise vorkommen, und ihre Bedeutung beruht vor allem darauf, daß sie am Aufbau Sauerstoff transportierender Chromoproteide beteiligt sind. Da der menschliche Organismus, dem durch die Nahrung weitere porphyrinenthaltende Pigmente zugeführt werden, demnach auf einen intakten Porphyrinstoffwechsel angewiesen ist, wird es verständlich, daß jede Störung des normalen Porphyrinstoffwechsels zu krankhaften Erscheinungen führen kann.

Die in der Natur in zwei isomeren Formen (I und III) vorkommenden Porphyrine unterscheiden sich durch Art und Anordnung ihrer Seitenketten und besitzen dementsprechend bestimmte physiologische Eigenschaften.

Für die Biologie und Klinik sind besonders das Proto-, Uro-, Kopro- und Deutero-Porphyrin von Bedeutung. Aus welchen oder über welche Vorstufen die Synthese dieser Porphyrine im Organismus erfolgt, war bis vor kurzem noch völlig unklar. Erst in jüngster Zeit haben die Forschungen über die Biosynthese der Porphyrine (FALK und BENSEN 1953, u. a.) zu dem Ergebnis geführt, daß Uroporphyrin, Koproporphyrin und Protoporphyrin wahrscheinlich unabhängig voneinander aus einer gemeinsamen Vorstufe, dem Porphobilinogen, gebildet werden.

Die Porphyrine sind in den biologischen Medien wahrscheinlich kolloidal gelöst. In Wasser lösen sie sich bei neutraler Reaktion nicht, wohl aber in alkalischer oder saurer Lösung. Entsprechend der verschiedenen Löslichkeit sind auch die Isolierungs- und Bestimmungsmethoden der Porphyrine verschieden. So werden Koproporphyrin I und III durch Äther, das Uroporphyrin III (WALDENSTRÖM 1937, 1939) durch Äthylacetat isoliert und Uroporphyrin I, das in all diesen Lösungsmitteln unlöslich ist, wird auf einem Calciumphosphatniederschlag absorbiert. Anschließend werden die Porphyrine dann mit Salzsäure extrahiert und photometrisch bestimmt, wobei die Lage der Absorptionsstreifen für jedes Porphyrin charakteristisch ist.

Nach der von SACHS (1931) angegebenen Methode (WALDENSTRÖM 1939; WATSON 1941) kann das im Harn von Patienten mit akuter Porphyrie vorkommende Porphobilinogen durch die rote Farbe, die es mit Ehrlichs Reagens (p-Dimethylaminobenzaldehyd) ergibt, nachgewiesen und vom Sterko- und Urobilinogen dadurch unterschieden werden, daß die rote Farbe nicht in Chloroform übergeht.

Beim Menschen beträgt die normale Ausscheidung von Porphyrin innerhalb von 24 Std im Harn etwa 0,01 bis 0,08 mg = 10 bis 80 γ pro die. Da im Stuhl außer Koproporphyrin auch noch durch Darmfäulnis entstandene Porphyrine enthalten sind, liegt die Ausscheidung hier wesentlich höher und beträgt etwa 0,15 bis 0,4 mg.

Der Porphyringehalt des Blutes ist gering. Nach HIJMANS VAN DEN BERGH und GROTEPASS (1937) beträgt die Menge des freien Protoporphyrins in den Erythrocyten in 100 cm³ Blut etwa 40 γ. Außerdem finden sich im Blut sowohl in den Erythrocyten als auch im Plasma geringe Mengen von Koproporphyrin.

Obwohl das freie Protoporphyrin vornehmlich in der Leber umgebaut wird, konnte es auch gelegentlich im Harn nachgewiesen werden. Während das Koproporphyrin I, das überwiegend durch die Gallenwege ausgeschieden wird, sowohl auf direktem als auf indirektem Wege nach intestinaler Resorption im Harn erscheint, erfolgt die Ausscheidung des Koproporphyrins III ausschließlich durch die Nieren.

Da intravenös injiziertes Koproporphyrin III ein umgekehrtes Verhalten zeigt, also nicht durch den Harn, sondern ausschließlich durch die Galle ausgeschieden wird, kann angenommen werden, daß das Koproporphyrin III nicht als solches, sondern als Chromogen (FALLOT 1937), das die Harnausscheidung bevorzugt, im Blute kreist.

Der Kreislauf der Porphyrine entspricht wohl etwa dem des Urobilins. Normalerweise wird daher von dem Porphyrin, welches nicht im enteropathischen Kreislauf verbleibt, sondern in den allgemeinen Kreislauf übertritt, der größte Teil durch die Nieren ausgeschieden. Ein kleinerer Teil wird in den Organen, vornehmlich im Knochenmark (Calcium-Affinität) und der Haut abgelagert.

Daß der Organismus generell in der Lage ist, unabhängig von der nahrungs-
bedingten Zufuhr und dem aus dem normalerweise stattfindenden Hämo- und Myo-
globin-Umsatz (SCHREUS 1934) herrührenden Porphyrin, selbst Porphyrin zu bilden,
kann ganz allgemein daraus geschlossen werden, daß die Ausscheidung von Porphyrin I, das nicht aus diesem Umsatz herrühren kann, ungefähr gleichgroß ist wie
die Ausscheidung von Porphyrin III.

Nach DOBRINGER (1936), WATSON u. Mitarb. (1951) kann angenommen werden,
daß bei der Hämoglobinsynthese Porphyrin III (Protoporphyrin) als Folge unge-
nügender Einlagerung von Eisen in das Porphyrinmolekül und gleichzeitig auch
Porphyrin I infolge abnormer Bildung, bedingt durch verschiedenartige Kuppelung
von Pyrromethanen im Porphyrinring, entsteht. BORST und KÖNIGSDORFER (1936),
die festgestellt haben, daß in den ersten Monaten des fetalen Lebens ein Porphyrin I
als Blutfarbstoff gebildet wird, deuten das Auftreten von Porphyrin I, das vornehmlich im Knochenmark gebildet wird, als einen Rückschlag in einen embryonalen
Zustand.

Obwohl eine abnorme Porphyrin-Vermehrung und -Ausscheidung allein schon
infolge gestörter Darmtätigkeit (verminderte Resorption, anomale Darmflora) vorkommen kann, sind hierfür zweifellos in erster Linie Lebererkrankungen maßgeblich. Einmal ist bei nicht intakter Leber der Transport gestört, andererseits kann
eine, experimentell nachgewiesene, Zerstörung von Porphyrin (BRUGSCH 1935;
CARRIÉ und SCHREUS 1933, 1934, 1936, 1938) nicht mehr erfolgen. Außerdem kann
angenommen werden, daß die erkrankte Leber selbst Porphyrine, und zwar der
I. isomeren Reihe produziert. Daher kann die quantitative Bestimmung der Porphyrinausscheidung als eine der empfindlichsten und genauesten Leberfunktionsprüfungen gelten.

Sehr eindrucksvoll wird die Bedeutung der Leber für den normalen Porphyrin-
umsatz dadurch belegt, daß sich zwar bei den sekundären Anämien, vor allem aber
bei der Perniciosa, eine Vermehrung der Porphyrine nachweisen läßt, eine solche
Vermehrung aber beim hämolytischen Ikterus, bei dem ja die Leber selbst nicht
erkrankt ist, meist vermißt wird.

Die bei Leber- und Darmkrankheiten sowie auch bei Anämien auftretende Porphyrin-Vermehrung ist jedoch meist so gering, daß eine pathologische Porphyrin-
Wirkung (Photosensibilität, intestinale Symptome) nicht zu verzeichnen ist. Demgegenüber ist es aber seit langem bekannt, daß die durch Intoxikation bedingte
Porphyrinvermehrung, die dann auch in einer massiven Porphyrinurie ihren Ausdruck findet, ein klinisches Erscheinungsbild hervorrufen kann, das sich von dem der
idiopathischen Porphyrie nicht unterscheiden läßt.

II. Zur Einteilung der Porphyrie

Seit der ausführlichen Beschreibung der Porphyrin-Krankheiten durch GÜNTHER,
der die Porphyrie in Analogie zur Cystinurie und Ochronose als „chemische Miß-
bildung" bezeichnete, ist immer wieder der Versuch unternommen worden, die mit
einer Porphyrinurie einhergehenden Zustandsbilder voneinander abzugrenzen und
zu typisieren.

Während sich z. B. GÜNTHER (1912, 1920, 1922) bei seiner Einteilung in eine
„Haematoporphyria congenita", eine „Haematoporphyria acuta" und eine

„Haematoporphyria chronica" sowie eine „Haematoporphyria acuta toxica" vornehmlich vom klinischen Erscheinungsbild, dem Manifestationsalter und dem Verlauf leiten ließ, haben andere Autoren (Schreus 1933, 1934, 1938) sich dafür ausgesprochen, daß man die Klassifizierung nach der Art und der Isomerieform der ausgeschiedenen Porphyrine vornehmen sollte.

Wenn auch heute überwiegend dem Vorschlag von Waldenström und Vanotti folgend, bei den Porphyrin-Krankheiten zwischen *symptomatischer* bzw. *sekundärer Porphyrinurie* und *primärer Porphyrinurie* als der *eigentlichen Porphyrie* unterschieden wird, so gewinnt man jedoch bei der Durchsicht der Literatur den Eindruck, daß keines der bisherigen Einteilungsprinzipien (Günther, Micheli und Dominici 1930, 1931; Schreus 1933, 1934, 1938; Waldenström 1934, 1935, 1937; Vanotti 1944, 1955) einen Anspruch auf absolute Gültigkeit erheben kann.

Die Schwierigkeit einer absolut befriedigenden Klassifizierung erhellt allein die Tatsache, daß den gleichen Noxen bzw. Toxinen wie z. B. Blei, Quecksilber, Phosphor, Benzolverbindungen, Barbiturate, Alkohol etc. bei den toxisch bedingten symptomatischen Porphyrinurien eine ursächliche Bedeutung beigemessen wird, während man ihnen bei der sog. toxischen Porphyrie, die sich in ihrem klinischen Bild durch nichts von der akuten Porphyrie unterscheidet (Waldenström), nur die Rolle eines auslösenden Faktors zuerkennt.

Wenn man aber als Begründung dieser Auffassung anführt, daß bei der toxischen Porphyrie den vorgenannten Noxen keine ursächliche Bedeutung zuerkannt werden könne, da zweifellos in diesen Fällen — sowohl bei der toxischen als auch bei der akuten Porphyrie ist das weibliche Geschlecht vorwiegend betroffen — bereits eine Disposition zur Erkrankung vorliege (Waldenström), so erscheint uns gerade deshalb die Frage berechtigt, ob nicht auch bei den sog. symptomatischen Porphyrinurien eine gewisse Disposition anzunehmen ist, da nämlich sonst zu erwarten wäre, daß bei der häufigen und oft über lange Zeit erfolgenden Verwendung einzelner der vorgenannten Stoffe als Therapeutica die symptomatische Porphyrinurie sehr viel häufiger in Erscheinung treten würde, als dies tatsächlich der Fall ist.

Die Anschauung, daß exogene Faktoren allein eine Porphyrinurie bedingen können, erscheint zwar dadurch gestützt, daß die Blei-Intoxikation generell zu einer Porphyrinurie führen kann, jedoch ist die Frage, ob dies auch für alle anderen in Betracht kommenden Schädlichkeiten zutrifft, obwohl die in letzter Zeit (Schmid und Schwarz 1952; Schmid und Watson 1953; Stich und Decker 1954, 1955) erzielten Ergebnisse bei den experimentell erzeugten Porphyrinurien hierfür zu sprechen scheinen, bis heute noch nicht endgültig geklärt.

Wenn wir auch heute noch nicht sicher sagen können, welche Bedeutung den verschiedenen (bekannten und unbekannten) Noxen zukommt, so ist jedoch mit Waldenström (1935, 1937) anzunehmen, daß für das Manifestwerden der Porphyrie in erster Linie die konstitutionell bedingte Reaktionsweise des Organismus maßgeblich ist.

Was die eigentliche Porphyrie anbetrifft, so wird der Klinik wohl die in neuerer Zeit von Schmid, Schwartz und Watson (1953, 1954) vorgeschlagene Einteilung der Porphyrie in drei Untergruppen am ehesten gerecht. Diese Autoren unterscheiden:

1. Die *intermittierende akute Form* mit remittierenden Bauchschmerzen sowie neurologischen und psychischen Störungen.

2. Die *cutane Form* mit Lichtempfindlichkeit und Blasenbildung (oft in jahreszeitlichen Intervallen), aber ohne abdominelle und neurologische Symptome.

3. Die *kombinierte Form,* bei der zu verschiedenen Zeiten entweder Lichtempfindlichkeit und Blasenbildung oder abdominelle und nervöse Beschwerden vorherrschen.

Die cutane und kongenitale Porphyrie, die sich nicht allein auf die Haut zu beschränken braucht, sondern im Laufe der Zeit auch zu destruierenden Prozessen des Knorpelgewebes und auch des Knochens führen kann, spielt für den Internisten und Neurologen kaum eine Rolle, da er sie nur höchst selten zu Gesicht bekommt. In der Dermatologie ist sie differentialdiagnostisch von der Hydroa aestivalis, der sie am meisten ähnelt, abzugrenzen. Gegenüber der Auffassung einiger Autoren, wonach möglicherweise die Hydroa aestivalis nur eine sekundäre Erscheinung eines abnormen Porphyrinstoffwechsels sei, hat CARRIÉ (1936) betont, daß Hydroa aestivalis und kongenitale Porphyrie sich biologisch ganz verschieden verhalten. CARRIÉ verweist darauf, daß bei der Porphyrie, wenn überhaupt, nur eine Überempfindlichkeit gegenüber UV-Licht besteht, wohingegen bei der Hydroa aestivalis die verschiedensten Strahlenqualitäten diese Hautkrankheit auslösen können. Hinsichtlich der Porphyrinurie ist die kongenitale Porphyrie durch die Ausscheidung von Porphyrin I und III mit Überwiegen von Uro- und Koproporphyrin I und das Fehlen von Porphobilinogen gekennzeichnet.

Während das Erkennen einer kongenitalen Porphyrie für den Dermatologen kaum ein Problem ist, kann jedoch die akute oder intermittierende, zuweilen auch subakut verlaufende Porphyrie dem Internisten und Neurologen erhebliche diagnostische Schwierigkeiten bereiten. Dies um so mehr, als auch bei dem klinischen Verdacht auf eine Porphyrie zu berücksichtigen ist, daß der chemische Nachweis der Porphyrine dadurch erschwert wird, daß es sog. Leuko-Verbindungen gibt.

Zu berücksichtigen ist fernerhin, daß auch die portweinähnliche bis tiefschwarze Verfärbung des Urins keineswegs als spezifisches Kriterium der Porphyrie gewertet werden kann, da sie medikamentös bedingt sein kann. Liegt sie aber vor, so stützt sie in Verbindung mit den übrigen Symptomen doch weitgehend die klinische Verdachtsdiagnose Porphyrie.

III. Das klinische Erscheinungsbild der akuten Porphyrie [1]

a) Eigene Kasuistik

1. Familiäre Porphyrie und Verlaufsformen der akuten Porphyrie

Unter den Fällen, die wir seit dem Jahre 1951 beobachten konnten, kann der zunächst wiedergegebene Fall als besonders eindrucksvolles Beispiel dafür gelten, daß für das Manifestwerden der akuten Porphyrie in erster Linie die konstitutionell

[1] Herrn Prof. Dr. SCHREUS (Direktor der Hautklinik), seinem Mitarbeiter Herrn Doz. Dr. IPPEN sowie Herrn Prof. Dr. HINSBERG (Direktor des Physiologisch-Chemischen Institutes) und Herrn Prof. Dr. MEESSEN (Direktor des Pathologisch-Anatomischen Institutes der Medizinischen Akademie Düsseldorf) möchte ich auch an dieser Stelle für die Durchführung zahlreicher Untersuchungen und die Überlassung der Sektions- und histologischen Befunde nochmals meinen Dank aussprechen.

bedingte Reaktionsweise des Organismus maßgeblich ist und den exogenen Faktoren nur die Rolle eines auslösenden Momentes zuerkannt werden kann.

Fall 1: Hans M. (Kraftfahrer), geb. 30. 4. 1914.

Der 39jährige Hans M. war als Kind nie ernstlich krank. Seit seinem 29. Lebensjahr litt er jedoch in mehrmonatigen Intervallen immer wieder unter Oberbauchschmerzen. Im Jahre 1933 war angeblich einmal ein Doppel-Ulcus des Duodenums festgestellt worden, jedoch hatten diätetische Behandlungen keine Besserung erbracht. Ihm war vielmehr aufgefallen, daß die Beschwerden keine Abhängigkeit von der Art der Nahrungsaufnahme zeigten.

Anfang 1953 war dem Bruder des Patienten, der ihn seit 10 Jahren nicht gesehen hatte, eine ausgesprochen depressive Verstimmung aufgefallen. In der Folge hatte sich der Patient auch wiederholt sinnlos betrunken und war oft tagelang nicht nach Hause gekommen. Anfang September hatte er dann in stark angetrunkenem Zustand versucht, an der Fassade des Hauses, in dem seine Mutter wohnte, hochzuklettern, war dabei aber abgestürzt und hatte sich einen doppelten Fersenbeinbruch zugezogen.

Den Angaben des Bruders sowie dem Bericht des einweisenden Krankenhauses zufolge war das Allgemeinbefinden nach der chirurgischen Versorgung in den ersten Tagen nach dem Unfall gut, auffällig war jedoch schon zu dieser Zeit eine hartnäckige Obstipation.

10 Tage nach dem Unfallereignis trat dann ganz akut ein schweres toxisches Zustandsbild mit Erbrechen, Durchfällen, Oberbauchkoliken und Kreislaufversagen auf.

Dieses bedrohliche Zustandsbild konnte zwar durch intensive Herz- und Kreislauftherapie sowie Dauertropfinfusionen beherrscht werden, jedoch war der Patient von da ab erheblich psychisch verändert. Er halluzinierte und mußte wegen einer außerordentlich starken motorischen Unruhe — eines Nachts war er in unbekleidetem Zustand über die Station gelaufen — ständig bewacht werden. 3 Tage vor der Einweisung in die II. Medizinische Klinik war eine Lähmung beider Beine und Arme aufgetreten. Schon in den letzten Tagen seines Aufenthaltes in dem auswärtigen Krankenhaus war wiederholt eine auffallend dunkle Verfärbung des Urins festgestellt worden.

Bei der Aufnahme in unsere Klinik befand sich der Patient in einem sehr schlechten Allgemeinzustand. Die gesamte Körperhaut wies eine schmutzig-grau-braune Verfärbung auf. Die Atmung war frequent, der Puls stark beschleunigt (130 pro Minute), der Blutdruck mit Mittelwerten von 150/100 mm Hg erhöht. Bei der neurologischen Untersuchung konnte, bis auf eine Schluckstörung, an den Hirnnerven zunächst kein sicher krankhafter Befund erhoben werden. Die Sehnen- und Periostreflexe waren jedoch sämtlich erloschen und auch die Bauchdeckenreflexe waren nur schwach auslösbar und schnell erschöpflich. Der Tonus der Extremitätenmuskulatur war auffallend schlaff und die kleinen Handmuskeln wiesen bereits deutliche Atrophien auf. Bei den Sensibilitätsprüfungen wechselten die Angaben stetig. Noch im Laufe des ersten Tages trat eine beiderseitige Facialislähmung auf, die Schluckstörung nahm zu, die Stimme wurde aphonisch und die Atmung immer frequenter.

Auf Grund der Vorgeschichte und der neurologischen Ausfallserscheinungen konnte in Zusammenhang mit der auch von uns beobachteten fast tiefschwarzen Urinverfärbung angenommen werden, daß es sich um eine aufsteigende Polyneuritis vom Landry-Typ bei akuter Porphyrie handelte.

Die Blutsenkung war mit 28/64 beschleunigt; das Blutbild war bis auf eine Leukocytose von 9400 unauffällig. Die harnpflichtigen Substanzen waren nicht vermehrt, Indikan negativ. Die Leberfunktionsproben ergaben folgende Werte: Takata ara 70 mg-%, Weltmann-Band 0,3%, $CaCl_2$. Die Serum-Elektrophorese ergab eine Vermehrung der β-Globuline auf 21 und der γ-Globuline auf 23,5%. Der Liquorbefund war bis auf einen linksgelagerten Kurvenausfall unauffällig. Die luesspezifischen Reaktionen im Blut und Liquor waren negativ. Die tägliche Porphyrinausscheidung schwankte zwischen 270 und 493 γ. Trotz aller therapeutischen Maßnahmen verschlechterte sich der Zustand zunehmend, und der Patient kam wenige Tage nach der Klinikaufnahme infolge zentraler Atemlähmung ad exitum.

Bei der Obduktion fand sich lediglich ein zentrales Lungenödem. Die übrigen inneren Organe waren makroskopisch unverändert und auch die mikroskopische Untersuchung ließ wesentliche Veränderungen an den inneren Organen vermissen. Die mikroskopische Untersuchung des Hirns und des Rückenmarkes ergab jedoch eine ausgedehnte retrograde Zellveränderung der motorischen Kerne und Vorderhornzellen als Zeichen einer schweren Polyneuritis.

Selbst bei einem Krankheitsverlauf, wie ihn unser Patient geboten hat, könnte der Kliniker aber noch Bedenken haben, ob allein die nachgewiesene Porphyrinausscheidung im Urin dazu berechtigt, von einer Porphyrie zu sprechen, zumal Vorgeschichte (Alkoholabusus) und Symptomatologie (toxisches Zustandsbild mit Polyneuritis und Psychose) durchaus dem Bild einer Alkoholintoxikation entsprechen.

Auch bei Fehlen sonstiger sicherer Kriterien wird er jedoch die Porphyrie als Krankheitseinheit akzeptieren müssen, wenn dieses Leiden familiär auftritt.

Von einer *familiären Porphyrie* war im Falle unseres Patienten Hans M. zwar nichts bekannt, jedoch war auffällig, daß uns der älteste Bruder dieses Patienten bei der Erhebung der Familienanamnese angab, eine noch lebende Schwester sei ebenso wie der Bruder Hans schon viermal mit ganz plötzlich aufgetretenen Lähmungen erkrankt gewesen und sogar als besonders interessanter Fall veröffentlicht worden.

Unsere daraufhin angestellten Nachforschungen ergaben nun, daß es sich bei der Schwester um jenen Fall handelte, über den BLANKE 1943 in einer Mitteilung „Fokalinfektion als Ursache einer unter dem Symptomenbild des Guillain-Barré verlaufenden rezidivierenden Polyneuritis" ausführlich berichtet hatte.

Fall 2: Luise K. (Hausfrau), geb. 4. 7. 1910.

Im Alter von 14 Jahren (1924) waren bei der Patientin erstmalig im Anschluß an eine Halsentzündung Schmerzen und eine Schwäche in beiden Beinen aufgetreten. Für einige Wochen konnte sie nur mit Unterstützung gehen. Nach dieser Zeit war sie wieder vollkommen beschwerdefrei.

11 Jahre später (1935) traten die gleichen Erscheinungen wieder auf, als sie 4 Wochen nach einer Frühgeburt einen Tonsillarabsceß bekam. Reflexanomalien waren seinerzeit nicht nachweisbar, wohl fand sich an der Außenseite beider Oberschenkel eine Herabsetzung der Sensibilität. Dieser Krankheitsschub währte weniger lange als der erste im Jahre 1924.

Nach 4jähriger Beschwerdefreiheit erkrankte die Patientin dann im Februar 1939 erneut. Wegen heftiger krampfartiger Leibschmerzen war sie damals ins Krankenhaus gekommen, das sie jedoch schon nach 5 Tagen eigenmächtig verließ. Sie konnte noch zu Fuß nach Hause gehen, hatte jedoch schon wieder Schmerzen und Parästhesien in beiden Beinen. 2 Tage nach ihrer Rückkunft konnte sie schon nicht mehr gehen und auch ihre Arme nicht mehr bewegen. Im Laufe von 3 Wochen bildeten sich diese Lähmungen wieder zurück und sie war in den folgenden Monaten (normale Geburt am 21. 1. 1940) vollkommen beschwerdefrei.

Mit Auftreten einer erneuten Halsentzündung im Juli 1940 stellten sich wieder Schmerzen in der Muskulatur beider Beine und Arme ein. Neurologische Ausfälle konnten zunächst bei der Krankenhauseinweisung nicht festgestellt werden. Im Laufe von 2 Wochen kam es dann aber nach voraufgegangenen stärkeren Parästhesien in allen Extremitäten wiederum zu einer schlaffen Lähmung beider Beine. Die PSR fehlten beiderseits. Erstmalig war sie jetzt auch psychisch erheblich verändert. Sie redete wirr durcheinander, sah Gespenster und bezichtigte den Ehemann. Auf ihr Drängen holte sie der Ehemann aus dem Krankenhaus, wo sie auf einer internen Abteilung lag, jedoch mußte sie schon bald wegen rapider Verschlechterung ihres Zustandes, insbesondere einer Zunahme der psychischen Veränderungen, in die Nervenklinik (Prof. SIOLI) eingewiesen werden.

Der Krankengeschichte und dem Bericht BLANKEs zufolge ist der Verlauf dieses Krankeitsschubes außerordentlich wechselhaft gewesen. Bei der Klinikaufnahme am 19. 7. 1940 konnte die Patientin weder stehen noch gehen. Die Reflexe an den oberen Extremitäten waren nur schwach auslösbar, Bauchdecken-, Patellar- und Achillesreflexe fehlten. Der Tonus der Muskulatur war erheblich vermindert. Aktive Bewegungen waren, abgesehen von ganz geringen Zehen- und Fingerbewegungen, nicht möglich. Eine sichere Sensibilitätsprüfung war

infolge der schweren Fixierbarkeit der psychisch veränderten Patientin nicht möglich. Blasen-
und Mastdarmstörungen bestanden nicht. Bei normaler Zellzahl (4/3) war der Eiweißgehalt
des Liquors mit 2,1 Kafka erhöht. Die WaR im Blut und Liquor war negativ. Intern konnte
bis auf eine Angina lacunaris und eine Gingivitis kein sicher krankhafter Befund erhoben
werden. Nach Verlauf von zwei Monaten kehrte die grobe Kraft in den Extremitäten etwas
wieder, die Sehnen- und Periostreflexe waren jedoch noch nicht auslösbar.

Mit Abklingen der Halsentzündung trat Mitte Oktober wiederum eine Verschlechterung
auf. Bei einer Liquorkontrolle fand sich ebenso wie beim erstenmal auch jetzt eine Eiweißvermehrung bei normaler Zellzahl. Die elektrische Untersuchung ergab im Bereich der
unteren Extremitäten eine partielle Entartungsreaktion.

3 Monate nach der Klinikeinweisung trat dann langsam, nachdem zwischenzeitlich eine
Zahnsanierung und Tonsillektomie erfolgt war, eine Besserung ein, und nach insgesamt
6monatigem Klinikaufenthalt konnte die Patientin Ende 1941 nach Hause entlassen werden.
Sie konnte die Arme wieder frei bewegen und vermochte, auch ohne Hilfe, zu gehen. Es
bestand noch ein leichter Steppergang und bis auf die ASR waren auch die Reflexe wieder
auslösbar. Sensibilitätsstörungen waren nicht nachweisbar. Psychisch war die Patientin bei
der Entlassung wieder völlig geordnet.

Hatten wir, obwohl dies die gesicherte Porphyrie des Bruders Hans M. schon
sehr nahelegte, zunächst noch keine sichere Handhabe dafür, als Grundleiden der
rezidivierenden Polyneuritis der Schwester ebenfalls eine Porphyrie anzunehmen, so
ergaben sich anläßlich der erneuten Befragung der heute 48jährigen Frau K., die wir
im Frühjahr 1955 nachuntersuchen konnten, weitere Anhaltspunkte, die uns in dieser
Annahme bestärkten.

Frau K. gab nämlich jetzt an, daß sie zu Beginn ihres letzten Krankheitsschubes im
Jahre 1940 unter dem Verdacht einer Nierenerkrankung ins Krankenhaus eingeliefert worden sei. Anlaß zu dieser Annahme hätten damals Oberbauchschmerzen und eine starke
Dunkelfärbung (kaffeesatzähnlich) ihres Urins gegeben. Für die Dauer von 14 Tagen sei
sie seinerzeit auch verstopft gewesen und alle Versuche, die Obstipation zu beheben, seien fehlgeschlagen. Kurz vor Auftreten der Lähmungen und des Verwirrtheitszustandes habe sie
dann plötzlich wieder Stuhldrang verspürt, sei damals aber sehr erschrocken darüber
gewesen, daß sie anstatt Stuhl einen großen, schwärzlichen Blutkuchen entleert habe.

Bis auf ein längeres Ausbleiben ihrer Regel (7 Monate) sei sie nach der Entlassung aus
der Nervenklinik 1941 nicht mehr krank gewesen. Sie versorge ihren Haushalt und sei
außerdem noch als Putzfrau tätig. Der nach Rückbildung der Lähmung (1941) noch deutliche Muskelschwund an Armen und Beinen habe sich im Laufe der Jahre wieder völlig
zurückgebildet.

Bei der Untersuchung bot Frau K., die sich in einem sehr guten Allgemeinzustand
befand, außer einer leichten Peronaeusparese beiderseits (trägt keine besonderen Schuhe) und
fehlenden ASR keine Besonderheiten.

Die jetzt vorgenommenen Porphyrinbestimmungen verschiedener Tages-Urinmengen
(24 Std) schwankten zwischen 120 und 150 γ.

Nachdem schon damit die Annahme einer familiären Porphyrie berechtigt war,
erfuhr diese Annahme eine weitere Bestätigung dadurch, daß uns 14 Monate nach
dem Tode des Pat. Hans M. sein Bruder Peter, der über dessen Krankheitsverlauf
gut unterrichtet war, anrief und um sofortige Aufnahme seines jüngsten Bruders
Heinz M. bat. Wie er uns mitteilte, war dieser Bruder eine Woche zuvor aus vollem
Wohlbefinden ganz akut mit heftigen Oberbauchschmerzen und etwa gleichzeitig
aufgetretenem Schwächegefühl in beiden Beinen erkrankt und sein Urin sei in den
ersten Tagen ebenso dunkel verfärbt gewesen wie bei seinem verstorbenen Bruder.

Fall 3: Heinz M. (Kraftfahrer), geb. 5. 11. 1922.

Bei der Aufnahme gab der 33jährige Heinz M. an, daß er ebenso wie jetzt im Jahre 1947 schon einmal wegen unklarer Oberbauchbeschwerden in ein hiesiges Krankenhaus eingeliefert worden sei. Es war seinerzeit an einen Ileus gedacht worden, jedoch hatte sich diese Verdachtsdiagnose nicht bestätigt.

Auffällig war nun, daß es damals nach Rückbildung der in der ersten Woche seines Krankenhausaufenthaltes noch sehr heftigen Oberbauchschmerzen und einer hartnäckigen Obstipation mit Auftreten einer Lähmung beider Beine in der zweiten Woche auch zu einem sehr starken Haarausfall gekommen war. 2 Monate nach Auftreten der ersten Krankheitserscheinungen konnte der Patient seinen Beruf als Kraftfahrer wieder ausüben. Die Lähmung beider Beine hatte sich vollkommen zurückgebildet und auch der Haarwuchs war zu dieser Zeit schon nahezu der gleiche wie vor der Erkrankung.

Nachdem er sich in den letzten Jahren völlig beschwerdefrei gefühlt hatte, waren jetzt in der letzten Januarwoche 1955 „wie ein Blitz aus heiterem Himmel" ebenso wie im Jahre 1947 wieder heftige Oberbauchbeschwerden aufgetreten. Er hatte keinen Stuhl mehr lassen können, und mit Auftreten von Mißempfindungen in Form von Ameisenlaufen und Kribbeln einige Tage später in den oberen Extremitäten war auch der Urin dunkel bis tiefschwarz verfärbt gewesen.

Bei der Klinikaufnahme befand sich der Patient in einem deutlich reduzierten Allgemeinzustand. Abgesehen von einer gewissen Kraftlosigkeit der oberen Extremitäten, konnte aber weder intern noch neurologisch ein sicher krankhafter Befund erhoben werden. Blutbild, Senkung und Urinbefund entsprachen der Norm. Der Urin war aber auffallend dunkel verfärbt und die Aldehydreaktion war auch noch nach mehr als 48 Std deutlich positiv.

In der 2. Krankheitswoche — Pat. fühlte sich schon wieder so wohl, daß er auf seine Entlassung drängte — stellten sich dann wieder heftige Oberbauchattacken ein, die nur durch Opiate zu coupieren waren.

Die seit der Klinikaufnahme wiederholt durchgeführten Porphyrinbestimmungen ergaben bei einer Durchschnitts-Tagesmenge Urin von 1000—1200 cm³ Porphyrinwerte, die zwischen 120 und 140 γ schwankten.

Dieser 3. Fall von Porphyrie in der Familie veranlaßte nun auch den Bruder Peter M. (geb. 30. 10. 1916), da er 1946, 1948 und 1949 jeweils für einigen Wochen ebenfalls unter unklaren Oberbauchbeschwerden zu leiden gehabt hatte, sich einer eingehenden Untersuchung zu unterziehen. Ein Porphyrinnachweis gelang jedoch bei ihm nicht. Es konnte lediglich eine leichte Gastritis festgestellt werden. Die übrigen Untersuchungsbefunde waren einschließlich Leberfunktionsproben und Elektrophoresediagramm normal.

Die zur gleichen Zeit bei der zweiten Schwester (Frau Kr.), die noch nie ernsthaft erkrankt war, wiederholt ambulant durchgeführten Urinuntersuchungen ergaben für eine Porphyrie keinen Anhalt.

Fall 4: Charlotte Kr. geb. M. (Hausfrau), geb. 3. 2. 1909.

Am 20. 9. 1956 wurde uns dann telefonisch von der Chirurgischen Abteilung eines auswärtigen Krankenhauses mitgeteilt, daß sich dort eine Patientin befinde, die wegen eines Ileus operiert werden müsse. Diese Patientin mache jedoch die Durchführung der Operation von der Rücksprache mit dem Arzt abhängig, der ihr mitgeteilt habe, daß die Erkrankung ihrer 3 Geschwister auf ein familäres Leiden hinweise, das besonders häufig mit heftigen Oberbauchbeschwerden beginnen würde.

Es ergab sich nun, daß es sich bei dieser Patientin um die zweite Schwester der Gebrüder M., Frau Charlotte Kr., handelte, die wegen akuter Oberbauchbeschwerden Mitte September zunächst auf der inneren Abteilung des auswärtigen Krankenhauses zur Aufnahme gekommen war.

Nach der telefonischen Rücksprache wurde von der Operation abgesehen und die Patientin kam noch am gleichen Tage, da lediglich die Symptome eines Ileus bestanden, in der II. Medizinischen Klinik zur Aufnahme.

In den ersten Tagen nach der Einweisung in das auswärtige Krankenhaus war dort zunächst versucht worden, die Oberbauchschmerzen konservativ zu behandeln. Mit Auftreten der heftigen Oberbauchbeschwerden war die Patientin hartnäckig obstipiert und hatte selbst schon bemerkt, daß ihr Urin auffallend rot gefärbt war.

Bei sonst völlig regelrechtem internem und auch neurologischem Befund ergab die Untersuchung der sich vor Schmerzen windenden Patientin, daß keine Darmgeräusche nachweisbar waren und sie somit das Bild eines Ileus bot. Die Blutsenkung war mit 33/60 beschleunigt, bis auf eine Leukocytose von 30 000 war jedoch das Blutbild unauffällig und auch die Leberfunktionsproben (Takata ara und Weltmann-Band) entsprachen der Norm. Auffällig war jedoch im Elektrophoresediagramm eine α_2-Vermehrung auf das Doppelte der Norm. Die Porphyrinwerte schwankten in den ersten drei Tagen zwischen 329 und 760 γ pro die.

Am 2. Tag nach der Aufnahme wurde die Patientin dann von einer starken motorischen Unruhe befallen. Sie redete völlig wirr durcheinander, ließ unter sich und klagte jetzt auch über heftige Schmerzen in den Extremitäten. Die noch 48 Std vorher gut auslösbaren Eigenreflexe waren nunmehr völlig erloschen. Infolge der erheblichen psychischen Veränderungen war zunächst eine eingehendere neurologische Untersuchung gar nicht durchführbar. In den darauffolgenden Tagen bildeten sich die psychischen Veränderungen wieder weitgehend zurück, und es ergab sich nunmehr, daß sämtliche Gliedmaßen gelähmt waren, vor allem waren die proximalen Muskelgruppen von der Lähmung betroffen. Die Angaben bei den Sensibilitätsprüfungen schwankten so erheblich, daß sie nicht zu verwerten waren. Eine Liquorentnahme wurde leider von dem Ehemann verweigert.

Mit Auftreten der Lähmungen waren die heftigen Oberbauchschmerzen geschwunden und die Patientin konnte seitdem auch wieder spontan Stuhl entleeren. Unbeeinflußbar blieb auch in den folgenden Wochen eine extreme Tachykardie (130—140 pro Minute) und der Blutdruck schwankte ständig zwischen 120/80 und 175/110 mm Hg.

Nachdem die Lähmungen in der zweiten Woche nach der Einweisung ihren Höhepunkt erreicht hatten, blieb der Zustand bis Mitte Oktober unverändert. Von da ab kam es überraschend schnell zu einer Rückbildung der Lähmungen, obwohl die zwischenzeitlich vorgenommenen Porphyrinbestimmungen wesentlich höhere Werte als zu Beginn ergaben und die Ausscheidung kurz vor der Entlassung noch 2448 γ pro die betrug. Bei der Entlassung, die Mitte Dezember 1956 erfolgte, waren die Eigenreflexe wieder sämtlich auslösbar und bis auf eine Schwäche der Oberschenkelstreckmuskulatur hatten sich die Lähmungserscheinungen wieder völlig zurückgebildet.

Als die Patientin einen Monat später zur Nachuntersuchung kam, fühlte sie sich völlig wohl. Die bei der Entlassung noch bestehende Schwäche der Oberschenkelstreckmuskulatur bestand nicht mehr. Die Porphyrinbestimmungen ergaben aber noch eine Vermehrung auf 612 γ pro die.

Wenn nun, wie in unserer Familie M., gleich mehrere Geschwister an einer Porphyrie erkrankten, so ist es durchaus naheliegend anzunehmen, daß bei der Porphyrie außer der individuellen Disposition auch eine Heredität eine Rolle spielt.

In dieser Annahme wird man bestärkt, wenn man erfährt, daß WALDENSTRÖM (1937) die Übertragung der Porphyrie in zwei Generationen bei 2 verschiedenen Familien nachweisen konnte und auch VANOTTI (1944) ein familiäres Vorkommen der Porphyrie häufiger beobachten konnte. Außerdem haben LARJANSKO (zit. nach VANOTTI 1944), MICHELI und DOMINICI (1930) über familiäre Porphyrie berichtet. In der von LARJANSKO mitgeteilten Familie waren 7 Mitglieder erkrankt; MICHELI und DOMINICI konnten eine Porphyrie bei Mutter und Tochter feststellen.

Ebenso wie in unserer eigenen Beobachtung war die Verlaufsform resp. der Schweregrad der Erkrankung auch in diesen Fällen sehr verschieden.

Diese *familiären Porphyrien* weisen eindeutig darauf hin, daß *konstitutionelle Momente* bei der Porphyrie eine wesentliche Rolle spielen. Offenbar ist es so, daß die verschiedenen Störungen des Pigmentstoffwechsels, die an die Konstitution gebunden sind, lange Zeit latent bleiben können, bis sie dann von Fall zu Fall verschieden in stärkerem oder geringerem Maße zutage treten.

Die Annahme einer „latenten" Porphyrie wird schließlich dadurch erhärtet, daß es Fälle gibt, die außer einer seit Jahren bestehenden Dunkelfärbung des Urins (Porphyrinurie) und einer leichten Hautpigmentierung an den unbedeckten Körperstellen keine weiteren Symptome bieten und auch keinerlei Beschwerden haben (VANOTTI); oder aber in denen die ersten klinischen Symptome einer Porphyrie erst dann in Erscheinung treten, nachdem bereits seit Jahren eine Porphyrinurie bestanden hatte (HOLLAND und SCHÜRMEYER, zit. nach VANOTTI 1944).

Ob und inwieweit das Manifestwerden der Porphyrie durch endogene oder exogene Faktoren bewirkt wird, ist schwer zu entscheiden. Möglicherweise (WALDENSTRÖM) liegen aber bei der Porphyrie ähnliche Verhältnisse vor, wie wir sie vom Gichtanfall her kennen.

Wie schon erwähnt, kann jedoch bei den intermittierend, zuweilen auch subakut verlaufenden Formen das Charakteristikum der Porphyrie, die portweinähnliche bis tiefschwarze Färbung des Urins fehlen, und es darf daher nicht wunder nehmen, daß die Diagnose nicht gestellt wird oder aber die Patienten schon von Krankenhaus zu Krankenhaus gewandert sind, ehe als mögliche Ursache der unklaren internen und neurologischen Symptomatologie das Vorliegen einer Porphyrie in Erwägung gezogen wird.

So uncharakteristisch auch das klinische Bild der Porphyrie ist, so werden dennoch Angaben über abdominelle Beschwerden in der Anamnese der Patienten praktisch nie vermißt. Diese können rein lokal, aber auch diffus sein. Häufig treten sie kolikartig auf. Zwischen den einzelnen Schmerzattacken liegen oft lange, völlig beschwerdefreie Intervalle. Obwohl eine Abhängigkeit von der Nahrungsaufnahme und der Lebensweise im allgemeinen nicht besteht, wird als Ursache dieser Beschwerden fast immer eine organische Magenaffektion angenommen. Diese Annahme ist um so naheliegender, als einmal auch das Auftreten porphyrischer Schübe vorwiegend zu bestimmten Jahreszeiten (Frühjahr oder Herbst) erfolgt; zum anderen aber handelt es sich bei den betreffenden Patienten fast durchweg um Individuen, die dem sog. Typ des Ulcus-Trägers entsprechen. Bringt nun in solchen Fällen eine mehrfach durchgeführte konservative Behandlung keine Besserung, so kommen die Patienten schließlich, auch bei Fehlen sicherer röntgenologisch nachweisbarer Veränderungen des Magens zur Operation.

Nach VANOTTI (1935, 1944) und WALDENSTRÖM (1935, 1937) sollen zwar ein atonischer Magen und ein spastisch kontrahiertes Ileum sowie ein geblähter Dickdarm für eine Porphyrie charakteristisch sein, jedoch wird ein solcher röntgenologischer Befund nur zuweilen erhoben. Weitaus häufiger finden sich demgegenüber, wie auch unsere Fälle zeigen, röntgenologisch die für ein Ulcus ventriculi oder duodeni charakteristischen Zeichen, wodurch die Indikation zur Operation gegeben erscheint.

Die Operation — ja der chirurgische Eingriff überhaupt — ist dann in diesen Fällen nicht selten der Anlaß, daß die bis dahin latente Porphyrie manifest wird und damit ein Zustandsbild resultiert, das zu größter Besorgnis Anlaß gibt.

Fall 5: Walter W. (Mechaniker), geb. 17. 9. 1899.

Der 52jährige W. hatte als Kind keine ernsthaften Erkrankungen durchgemacht. Im Alter von 15 Jahren waren erstmals unklare Bauchbeschwerden aufgetreten, die sich bis zu seinem 34. Lebensjahr in unregelmäßigen Intervallen immer wieder einstellten und schließlich zu einer Appendektomie Anlaß gaben. Nach 8jähriger Beschwerdefreiheit traten dann wieder sehr heftige Oberbauchschmerzen auf. Eine Abhängigkeit dieser Schmerzen von der Nahrungsaufnahme und Kostzusammensetzung bestand nicht. Über Sodbrennen oder saures Aufstoßen hatte der Patient nie zu klagen gehabt. Ihm selbst war jedoch aufgefallen, daß sich die Schmerzattacken vornehmlich im Frühjahr und Herbst einstellten und er war in der Folge wiederholt wegen einer Magenschleimhautentzündung behandelt worden. Alle Behandlungsmaßnahmen brachten jedoch keine wesentliche Besserung. Auffällig war, daß er in den beschwerdefreien Intervallen alles essen und trinken konnte. Im Alter von 46 Jahren (Frühjahr 1946) war röntgenologisch erstmalig ein Magengeschwür festgestellt worden. 2 Jahre später, 1948, waren kaffeesatzartiges Erbrechen und Teerstühle aufgetreten. Wegen immer wiederkehrender Oberbauchbeschwerden hatte sich der Patient dann im Sommer 1951, nachdem zuvor bei einer Röntgenuntersuchung ein erneutes Magengeschwür festgestellt worden war, zur Operation entschlossen.

Dem Operationsbericht der Chirurgischen Klinik zufolge fand sich im Bereich der kleinen Kurvatur des Magens ein kleinapfelgroßer Tumor mit einem tiefen Geschwürskrater. Da der Verdacht eines malignen Prozesses bestand, wurde eine Resektion vorgenommen. Die histologische Untersuchung bestätigte jedoch den Tumorverdacht nicht.

In den ersten Tagen nach der Operation, die komplikationslos verlaufen war, fühlte sich der Patient wohl. Am 5. Tage nach der Operation stellte sich dann zunächst ein äußerst unangenehmes brennendes Gefühl im Bereich der Gesäßpartie und der Oberschenkelbeugeseite beiderseits ein, das sich in den folgenden Tagen auf den gesamten Rumpf und alle Extremitäten ausdehnte.

Trotz dieser unangenehmen Sensationen begann der Patient am 10. Tage mit Laufübungen. Die dabei schon zutage tretende Schwäche in den Beinen wurde von ihm selbst und auch von den Ärzten auf die mehrtägige Bettruhe zurückgeführt. In den nächsten Tagen besserte sich das Gehen aber nicht, vielmehr hatte der Patient noch größere Mühe als am ersten Tage, um die Beine vom Boden zu bekommen.

Am 15. Tage nach der Operation trat dann ganz plötzlich eine Schwäche des linken Armes auf. Mit Auftreten dieser Parese waren auffallenderweise die bis dahin bestehenden unangenehmen Schmerzsensationen schlagartig geschwunden. 2 Tage später kam eine Schwäche des rechten Armes hinzu und wiederum 2 Tage später waren auch beide Beine vollkommen paretisch. Der Patient wurde daraufhin am 22. Tage nach der Magenoperation in unsere Klinik verlegt.

Während man bei der Prüfung der groben Kraft noch den Eindruck haben konnte, daß die angegebene Schwäche psychisch überlagert war, ließen die fehlenden Sehnen- und Periostreflexe keinen Zweifel, daß es sich um eine organneurologische Erkrankung handelte. Pathologische Reflexe der Babinskigruppe fehlten, die Bauchdeckenreflexe waren aber nur schwach auslösbar. Die Angaben bei den Sensibilitätsprüfungen waren sehr wechselnd. Die bei wiederholten Prüfungen angegebenen hyp- und hyperästhetischen Zonen entsprachen weder einem peripheren noch einem segmentalen Ausbreitungsgebiet. Die Hirnnervenfunktionen waren vollkommen intakt.

Der auf Grund des Verlaufes und der klinischen Erscheinungen berechtigte Verdacht einer Polyneuritis erfuhr durch den Nachweis einer elektrischen Entartungsreaktion, die zwar zunächst nur im Bereich der kleinen Fußmuskeln sicher nachweisbar war seine Bestätigung.

Im Liquor fand sich sowohl lumbal wie suboccipital keine Zellvermehrung, jedoch war das Gesamteiweiß im lumbalen Liquor auf 2,1 Kafka erhöht und die Normomastixkurve zeigte einen linksgelagerten Ausfall.

Blutbild, Senkung und Urinbefund entsprachen der Norm, der Takata ara war mit 70 mg-% vermindert und die Serum-Elektrophorese zeigte eine Hypalbuminämie und eine Vermehrung der γ-Globuline auf 25,8%.

Das fast unmittelbar im Anschluß an die Operation aufgetretene polyneuritische Zustandsbild ließ im Zusammenhang mit den schon lange Jahre vor dem sicheren Nachweis eines Ulcus bestehenden Oberbauchbeschwerden in erster Linie an eine Porphyrie denken. Dieser Verdacht schien jedoch zunächst durch die entsprechenden Untersuchungen nicht bestätigt zu werden, da eine erhöhte Porphyrinausscheidung nicht nachgewiesen werden konnte.

Während sich die Parese der unteren Extremitäten bereits in der ersten Woche nach der Einweisung in unsere Klinik wieder weitgehend zurückbildete, blieben die oberen Extremitäten weiterhin gelähmt und sehr bald waren, vor allem im Bereich des Schultergürtels beiderseits, deutliche Atrophien nachweisbar. Alle diese Muskeln zeigten jetzt auch eine sichere Entartungsreaktion. Die zunächst mit Auftreten der Paresen fast völlig geschwundenen sensiblen Reizerscheinungen traten in beiden Armen wieder auf.

Etwa gleichzeitig mit stärkerer Ausprägung der Atrophien im Schulter-Arm-Bereich beiderseits konnten dann auch erhöhte und als sicher pathologisch anzusehende Porphyrinwerte festgestellt werden, die bei einer Gesamttagesausscheidung von 800—1000 cm³ Urin zwischen 140 und 330 γ schwankten.

Unter intensiver Behandlung mit hochwertigen Aminosäuregemischen sowie Gaben von Vitamin B-Komplex trat in den folgenden Wochen und Monaten allmählich eine Besserung des Zustandsbildes ein. Die das Allgemeinbefinden sehr beeinträchtigenden sensiblen Reizerscheinungen schwanden völlig, und die Sehnen- und Periostreflexe waren nach und nach wieder auslösbar.

Nach insgesamt 6monatiger stationärer Behandlung konnte der Patient in einem befriedigenden Allgemeinzustand wieder nach Hause entlassen werden.

Bis zu der Nachuntersuchung, 2 Jahre später, war der Patient beschwerdefrei geblieben, insbesondere waren Oberbauchschmerzen nicht mehr aufgetreten. Als Restzustand der 1951 durchgemachten Polyneuritis fanden sich bei sonst unauffälligem neurologischem Befund noch deutliche Atrophien im Bereich des Schultergürtels.

Unter den *internen Symptomen* der Porphyrie stehen nächst den Oberbauchbeschwerden Erbrechen, hartnäckige Obstipationen, aber auch Diarrhöen sowie Tachykardien, Oligurien und Hypertonien im Vordergrund. Nicht selten imponiert sogar das gesamte klinische Erscheinungsbild als akute Sympathicuskrise, zumal im Anfall, der bei Frauen häufig mit der Menstruation zusammenfällt, auch Schilddrüsenschwellungen nachweisbar sind. Während Symptome einer Lebererkrankung praktisch kaum vermißt werden, sind Ödeme als Ausdruck einer Nierenbeteiligung bei der Porphyrie sehr viel seltener.

Wenn WALDENSTRÖM (1935, 1939) der akuten Porphyrie, bei der sich im Harn Porphobilinogen, Porphobilin, Uroporphyrin III und Koproporphyrin III finden, auf Grund der Mannigfaltigkeit des klinischen Erscheinungsbildes und ihres proteusartigen Verhaltens den Beinamen „la petite simulatrice" verliehen hat, so wird das klinische Erscheinungsbild, wie auch schon unsere ersten Fälle zeigen, vor allem von der *neurologischen Symptomatik* beherrscht. Ebenso wie bei der Periarteriitis nodosa stehen dabei in etwa ⅓ der Fälle die rasch aufsteigende symmetrische Polyneuritis (Landry-Paralyse) und die „Mononeuritis multiplex" im Vordergrund. Dabei treten meist die sensiblen hinter den motorischen Ausfallserscheinungen, die häufig die proximalen Muskelgruppen bevorzugen, weit zurück.

Während es im Gefolge eines akuten Porphyrinanfalles ohne jegliche Vorboten zwar sehr rasch zu einer Parese und Paralyse der Gliedmaßen kommen kann, gehen den motorischen Ausfällen, die sich oft erst nach wiederholten abdominellen Attacken einstellen, meist über einige Zeit anhaltende zum Teil auch remittierende sensible Reizerscheinungen in Form von Parästhesien und neuralgiformen Beschwerden, die sich bis zu unerträglichen Schmerzen steigern können, voraus. Da sich in diesem Stadium kein Hinweis auf das Grundleiden findet, ist es verständlich, daß die Patienten oft über Wochen und Monate wegen Ischialgien, vermeintlicher Bandscheibenschädigungen, Neuralgien und Neuritiden etc. behandelt werden.

So war auch in einem unserer Fälle trotz negativen Röntgenbefundes zunächst ein cervicaler Bandscheibenschaden als Ursache der vom Patienten geklagten Beschwerden angenommen worden.

Fall 6: Alois H. (Bäckermeister), geb. 22. 5. 1913.

Der 41jährige Bäckermeister, der im Herbst 1953 und im Frühjahr 1954 wegen eines Ulcus duodeni konservativ behandelt worden war, bemerkte Anfang 1954 ein Kribbeln in den Fingerspitzen der rechten Hand, das sich sehr bald auch links einstellte. Am Morgen des 11. Juli erwachte er mit heftigen Schmerzen in der Nackenpartie. Während der Arbeit verstärkten sich diese Schmerzen derart, daß er noch am gleichen Tage seinen Arzt aufsuchen mußte, der ihn zunächst ambulant wegen einer cervicalen Bandscheibenschädigung behandelte. Als sich die Beschwerden nach Ablauf von 2—3 Wochen nicht besserten, kam der Patient ins Krankenhaus, wo man sich zu einer Extension entschloß, obwohl das Röntgenbild keine sicheren pathologischen Veränderungen zeigte.

Während der ambulanten Behandlung hatte der Patient bereits ein eigenartiges Steifigkeitsgefühl im rechten Oberschenkel bemerkt, das während der ersten Tage im Krankenhaus noch zunahm, sich schließlich auf das gesamte rechte Bein und auch auf den linken Unterschenkel ausdehnte. Zur gleichen Zeit hatte sich das Kribbeln in den Fingerspitzen verstärkt und nunmehr waren auch im linken Oberarm starke Schmerzen aufgetreten.

Einige Zeit später (Mitte August) ließ das Steifigkeitsgefühl in den Beinen zwar nach, jedoch fiel dem Patienten nunmehr auf, daß er häufiger mit seinem rechten Fuß hängen blieb. In den darauffolgenden Tagen wurde das Gehen infolge zunehmender Schwäche, die auch auf das linke Bein übergriff, immer beschwerlicher. Er hatte jetzt auch das Empfinden, daß die Kraft in beiden Händen nachließ. Anfang Oktober traten schließlich noch Schluckbeschwerden hinzu.

Bei der Aufnahme in unsere Klinik vermochte der Patient zwar noch mit Hilfe eines Stockes allein zu gehen, jedoch fiel es ihm sichtlich schwer, die Füße vom Boden zu bekommen. Schon bei der äußeren Betrachtung imponierten deutliche Atrophien im Bereich der Schultergürtelmuskulatur und der Streckergruppen beider Arme sowie der kleinen Hand- und Fußmuskeln. Die Sehnen- und Periostreflexe waren sämtlich erloschen, die Bauchdeckenreflexe nur ganz schwach auslösbar. Pathologische Reflexe der Babinskigruppe ließen sich nicht nachweisen. Die Angaben bei den Sensibilitätsprüfungen waren diagnostisch nicht zu verwerten, da sie ständig wechselten. Im Bereich der deutlich atrophischen Muskelgruppen war das Empfinden für alle Qualitäten erhalten. Auffallend war eine außerordentliche Tonusverminderung der gesamten Muskulatur. Sichere Hirnnervenausfälle waren bis auf die vom Patienten angegebene Schluckstörung, die durch eine Gaumensegelparese erklärt wurde, nicht nachweisbar.

Die Annahme einer Polyneuritis wurde durch die elektrische Untersuchung, die vor allem im Bereich der kleinen Fuß- und Handmuskeln eine deutliche Entartungsreaktion ergab, zwar weitgehend erhärtet, jedoch war auf Grund der fast rein motorischen Ausfälle, insbesondere der offenbar sehr rasch aufgetretenen Atrophien, bei Fehlen einer eigentlichen Paralyse und sicherer Sensibilitätsstörungen auch an eine subakut verlaufende Poliomyelitis zu denken, zumal sich das Zustandsbild zu einer Zeit entwickelt hatte, in der die Poliomyelitis vornehmlich aufzutreten pflegt.

Für eine Polyneuritis waren die fast rein motorischen Ausfälle immerhin etwas ungewöhnlich. Dieser Befund war deshalb auch bei Fehlen anderer Anhaltspunkte im wesentlichen dafür maßgeblich, daß wir den Verdacht einer Porphyrie äußerten.

Diese Verdachtsdiagnose konnte dann auch, obwohl der Urin keine auffällige Verfärbung aufwies, in den folgenden Tagen nach der Einweisung dadurch erhärtet werden, daß sich bei den fortlaufend durchgeführten Untersuchungen Porphyrinwerte bis zu 400 γ pro die fanden.

Der Eiweißgehalt betrug im lumbalen Liquor 7,2 und im suboccipital entnommenen Liquor 4,5 Kafka. Die Zellen waren lumbal mit 46/3, suboccipital mit 22/3 vermehrt. Beide Normomastixkurven zeigten einen tiefen rechtsgelagerten Ausfall.

Obwohl der Patient seit mehr als ¹/₂ Jahr keine Magenbeschwerden mehr gehabt hatte und alles essen konnte, fand sich bei der Magendarmpassage ein sicheres Ulcus duodeni.

Während die neurologischen Ausfallserscheinungen nicht weiter fortschritten und deshalb schon an eine Verlegung in das Heimatkrankenhaus zur Fortführung einer physikalischen Behandlung gedacht worden war, traten dann plötzlich, als die Witterung wechselte, erstmalig wieder heftige Oberbauchbeschwerden auf, die nur durch Alkaloide zu kupieren waren.

Die Befürchtungen, daß es mit Wiederauftreten der Oberbauchattacken auch zu einer erneuten Verschlechterung der neurologischen Symptomatik kommen·würde, erwiesen sich als unbegründet. Nachdem die Oberbauchbeschwerden in den nächsten beiden Wochen sistierten, fühlte sich der Patient sogar wesentlich wohler als zuvor und drängte auf seine Entlassung.

Anläßlich einer Begutachtung sahen wir diesen Patienten im Sommer 1958 wieder. Er vermochte sich zwar wesentlich besser zu bewegen als vor 3 Jahren, die Myatrophien im Bereich der Schulter-Armmuskulatur und der Hände waren jedoch nahezu unverändert stark ausgeprägt. Heftigere Oberbauchbeschwerden waren in den 3 Jahren seit der Entlassung nicht mehr aufgetreten.

Gleichartige Fälle von Porphyrie, bei denen die motorischen Ausfälle und Atrophien derart im Vordergrund stehen können, daß durchaus das Bild einer subakut, ja sogar akut verlaufenden Poliomyelitis vorgetäuscht werden kann, sind auch in der Literatur verschiedentlich mitgeteilt worden. So sind foudroyante Verlaufsformen, wie in einem von WALDENSTRÖM mitgeteilten Falle, bei dem der Tod bereits eintrat, ehe die plötzlich an den Armen aufgetretenen Paresen voll ausgeprägt und die unteren Extremitäten überhaupt noch nicht betroffen waren, bei der Porphyrie durchaus möglich. Die Ähnlichkeit mit der Poliomyelitis kann sogar so weitgehend sein, daß, wie in einem von SALEN mitgeteilten Fall, nach kurzdauernden abdominellen Beschwerden meningeale Symptome mit allgemeiner Hyperästhesie, den schließlich ganz akut auftretenden und in den proximalen Muskelgruppen beginnenden schlaffen Paresen vorausgehen können, und somit die Diagnose „Kinderlähmung" kaum in Frage steht, zumal dann nicht, wenn es sich, wie in dem erwähnten Falle, um ein 10jähriges Kind handelt.

Ebenso wie bei der Poliomyelitis anterior acuta können sich aber auch bei der Porphyrie die Paresen in jedem Stadium wieder zurückbilden, sie können aber auch bei späteren Schüben in gleicher Weise wieder auftreten.

Sehr viel häufiger als bei der Poliomyelitis finden sich aber bei der Porphyrie Hirnnervenausfälle. Da es sich bei der Porphyrie nicht primär um eine Affektion der motorischen Neurone und Kerngruppen, sondern um eine solche der peripheren Nerven und Wurzeln (disseminierte Demyelinisation) handelt, können alle Hirnnerven, wenn auch vorwiegend isoliert, betroffen sein. Unter den doppelseitigen Hirnnervenausfällen überwiegen auch bei den Fällen, die nicht, wie unser Fall 1, eine Verlaufsform im Sinne der Landry-Paralyse zeigen, die beiderseitigen Facialislähmungen. Vereinzelt sind auch Fälle vorübergehender Erblindung (BACHLEHNER 1914; HEINECKE 1912; ROTH 1945; WALDENSTRÖM 1935, 1937) bei der Porphyrie beobachtet worden. Augenmuskellähmungen sind zwar selten, kommen aber ebenfalls vor und von HIERONS ist 1955 auch ein sicherer Fall mit Stauungspapille beschrieben worden.

Die Mannigfaltigkeit der neurologischen Symptomatik wird schließlich dadurch offenkundig, daß in Zusammenhang mit anderen klinischen Erscheinungen, aber auch isoliert, epileptische Anfälle (WALDENSTRÖM u. a.), und zwar sowohl generalisiert als auch herdbetont (Jackson-Anfälle) bei der Porphyrie vorkommen können.

Die Porphyrie ist jedoch nicht allein durch eine mannigfaltige intern-neurologische Symptomatik, sondern auch durch das Auftreten *psychischer Veränderungen*

gekennzeichnet. Die Feststellung, daß die Porphyriker fast ausnahmslos mehr oder
weniger ausgeprägte „neuropathische" Wesenszüge aufweisen, hatte GÜNTHER sogar
dazu veranlaßt, diese Wesensänderung als ein Charakteristikum der konstitutions-
bedingten Porphyrie herauszustellen.

Das pseudoneurasthenische bzw. pseudohysterische Verhalten, das alleine oder
auch in Verbindung mit ungewöhnlichen Paraesthesien und Schmerzattacken bei
sonst unauffälligem Befund sich in einer übergroßen Empfindlichkeit und außer-
gewöhnlichen Klagsamkeit sowie oft auch in einem hochgradigen Mangel an Antrieb
äußert, kann über Wochen, ja sogar über Monate das einzige Frühsymptom der
Porphyrie sein.

So hat WALDENSTRÖM die zunächst als rein hysterisch anmutenden psychischen
Veränderungen bei seinen Patienten so gut wie nie vermißt und seine Beobachtungen u. a. dadurch bestätigt gefunden, daß ihm ein Arzt, der aus Nordschweden
stammte, wo die Porphyrie häufig vorkommt, sagte: „Stirbt in dieser Gegend ein
Hysteriker an einer Atemlähmung, so litt er bestimmt an einer Porphyrie!"

Die als Frühsymptom der Porphyrie vorkommenden psychischen Störungen beschränken sich jedoch nicht allein auf pseudoneurasthenische bzw. pseudohysterische
Bilder, sondern können auch schwere Grade erreichen, die sich in nichts von einer
mit einer bekannten Stoffwechselstörung einhergehenden Geistesstörung, also einer
exogenen Psychose unterscheiden. Es ist daher keineswegs selten, daß zu einem Zeit-
punkt, wo sonst noch jegliche Hinweise auf das Grundleiden fehlen, die Patienten
mit akuter Porphyrie wegen eines Delirs oder einer Depression in einer Heilanstalt
zur Aufnahme kommen.

So kommt auch eine Kombination von Polyneuritis und Korsakow-Syndrom
außer beim chronischen Alkoholismus am häufigsten bei der Porphyrie vor. Dies hat
WALDENSTRÖM sogar dazu veranlaßt, die Vermutung zu äußern, daß sich möglicherweise auch unter den Beobachtungen, auf die KORSAKOW (1890) in seiner Mitteilung
„Über eine besondere Form psychischer Störungen kombiniert mit multipler Neuritis" die Beschreibung des nach ihm benannten Syndroms stützte, der eine oder
andere Fall von damals noch unbekannter Porphyrie befunden habe.

Diese Vermutung WALDENSTRÖMS wird noch dadurch gestützt, daß KORSAKOW
(1890) mitteilte, er habe in einigen seiner Fälle eine auffallende Rotfärbung des
Urins festgestellt.

Wenn die Fälle von Korsakow-Syndrom unseres Erachtens in besonderem Maße
geeignet erscheinen, den Beweis dafür zu liefern, daß für das Auftreten der Porphyrie auch bei bekannter Noxe schließlich allein die Reaktionsform des Organismus
maßgeblich ist, so wird dies besonders eindrucksvoll durch einen Fall belegt, der sich
erst unlängst in unserer Beobachtung befand und bei dem ein chronischer Alkoholismus außer Frage stand.

Fall 7: Wilhelm R. (Direktor), geb. 15. 1. 1895.

Es handelte sich um einen 63 Jahre alten, früher sehr vitalen Mann, der wenige Wochen
vor der Aufnahme noch als Direktor eines großen Werkes tätig gewesen war. Im Jahre 1955
und 1957 war er zwar jeweils für einige Wochen wegen pectanginöser Beschwerden zur
Kur gewesen, hatte sich jedoch nie ernstlich krank gefühlt und war auch nach Abschluß
seiner Kuren im Herzbad wieder vollauf tätig gewesen. Etwa 3 Wochen vor der Klinikaufnahme hatte er dann ganz gegen seine sonstigen Gewohnheiten schon in der Mittagszeit
die Firma verlassen und seiner Sekretärin mitgeteilt, er sei notfalls zu Hause zu erreichen.

Zu Hause traf er aber erst gegen Abend ein und wußte auf Befragen nicht anzugeben, wo er in der Zwischenzeit gewesen sei. Es stellte sich heraus, daß er über einen Zeitraum von 5 bis 6 Std keinerlei Erinnerung mehr hatte.

Eine zwei Tage später auf Veranlassung seines Hausarztes vorgenommene ambulante neurologische Untersuchung ergab keinen von der Norm abweichenden Befund. Psychisch wirkte der Patient jedoch etwas ratlos, gab sich aber betont forsch und lehnte eine stationäre Beobachtung in der Klinik ab.

Auf Drängen seiner Familie erklärte er sich schließlich aber bereit, eine Kur anzutreten und fuhr am 1. 3. 1958 nach Süddeutschland. Wenige Tage später schon wurde er aber dann doch in unsere Klinik eingewiesen, da er bereits in den ersten Tagen im Sanatorium psychisch so auffällig geworden war, daß sein weiteres Verbleiben dort von dem Arzt nicht verantwortet werden konnte.

Bei der Klinikaufnahme am 5. 3. war er völlig desorientiert und konfabulierte. Er besaß keinerlei Krankheitseinsicht und war so hochgradig erregt, daß man ihn nicht ohne Aufsicht lassen konnte. Ebenso wie bei der ambulanten Untersuchung war der neurologische Befund auch jetzt unauffällig. Im EEG fand sich lediglich eine allgemeine Frequenzverlangsamung, das Pneumencephalogramm war regelrecht. Die Liquoruntersuchungen ergaben jedoch eine Zellvermehrung von 420/3 und eine Eiweißerhöhung auf 4,8 Kafka bei tief linksgelagertem Kurvenausfall.

Obwohl in Anbetracht der erheblichen psychischen Veränderungen der Verdacht auf eine chronische Alkoholintoxikation geäußert werden mußte, wurde ein Alkoholabusus von der Ehefrau zunächst strikt verneint. Schließlich entschloß sie sich unter dem Eindruck der Schwere des Zustandsbildes aber doch dazu zuzugeben, daß ihr Mann bis vor wenigen Wochen ständig „scharfe Sachen" getrunken und außerdem auch seit 12 Jahren ständig Barbiturate zu sich genommen habe.

Hatte damit auch die Annahme, daß als Ursache des psychopathologischen Bildes eine chronische Alkoholintoxikation in Betracht komme, ihre Bestätigung gefunden, so überraschte dennoch der für ein Korsakow-Syndrom ungewöhnliche Liquorbefund. Dies um so mehr, als zwar durch die Behandlung schon nach wenigen Tagen eine Besserung zu erzielen war, die Liquorbefunde aber auch in der Folge mit Eiweißwerten von über 13,0 Kafka extrem pathologisch blieben.

Die ungewöhnlichen Liquorbefunde waren denn auch, obwohl Vorgeschichte und Befund sonst keinerlei Hinweis dafür boten, der Anlaß, differentialdiagnostisch auch in diesem Falle als Grundleiden eine Porphyrie in Erwägung zu ziehen. Die normalen Leberfunktionsproben und das regelrechte Elektrophoresediagramm schienen diesen Verdacht zunächst nicht zu stützen. Kurz bevor es zu einer Exacerbation der psychischen Veränderungen mit stärkster Halluzinose kam, entleerte der Patient jedoch plötzlich einen auffallend dunklen Urin und nachdem der Porphobilinogennachweis positiv ausgefallen war, überraschte es nun nicht mehr, daß die Porphyrinbestimmungen am 22. 3. 1958 bei einer Ausscheidung von 1200 cm³ 15,4 γ-⁰/o = 184,8 γ pro die Kopro- und 34,2 γ-⁰/o = 410,4 γ pro die Uroporphyrin ergaben. Mit Abklingen der erneut stärker aufgetretenen psychischen Veränderungen wurde der Patient zunehmend somnolenter und kam unter den Zeichen einer zentralen Atem- und Kreislauflähmung 1¹/₂ Monate nach der Einweisung ad exitum.

Außer eine leichten Ptose rechts waren bis zum Tode (eine Obduktion wurde leider verweigert) neurologische Ausfallserscheinungen nicht zu verzeichnen. Auffällig war, daß der Liquorbefund in den letzten 10 Tagen sehr stark wechselte und die Eiweißwerte innerhalb weniger Tage zwischen 4,8 und 13,5 Kafka bei einer Zellzahl von 220—400/3 schwankten. Ein Porphyrinnachweis im Liquor gelang nicht. Im Urin waren die Porphyrine schon 4 Tage nach dem ersten Nachweis abgesunken, bei einer Ausscheidung von 1350 cm³ mit 126,9 γ pro die Kopro- und 180,9 γ pro die Uroporphyrin aber immer noch stark erhöht.

Wie uncharakteristisch bei im Vordergrund stehenden psychischen Veränderungen das klinische Erscheinungsbild der Porphyrie über lange Zeit bleiben kann, wird sehr eindrucksvoll auch durch den nächsten Fall belegt.

Fall 8: Willi L. (Fräser), geb. 19. 12. 1906.

Bei dem 45jährigen L., der im Oktober 1952 zur Aufnahme kam, war im Januar 1950 wegen eines Ulcus duodeni eine Magenresektion vorgenommen worden. Seit 1940 hatten immer wieder Magenbeschwerden bestanden, die auch durch verschiedene Diätkuren nur unwesentlich gebessert wurden. Nach der Operation war der Patient aber beschwerdefrei geblieben.

Im Sommer 1952 fiel der Ehefrau eine außergewöhnliche Apathie und Interesselosigkeit ihres bis dahin körperlich und geistig recht frischen Mannes auf. Obwohl er seine Arbeit im Betrieb nach wie vor zur Zufriedenheit verrichtete, hatten aber auch die Arbeitskollegen festgestellt, daß er nicht mehr der „Alte" war.

Anfang August hatte er dann eines Morgens über heftige Schmerzen in allen Gliedmaßen geklagt. Obschon diese Schmerzen auch durch Analgetica nicht beeinflußt wurden, hatte er sich noch zur Arbeitsstelle geschleppt, mußte jedoch nach einer Woche wegen anhaltender Beschwerden seine Tätigkeit einstellen. Von da ab wurde er immer hinfälliger und erbrach häufig.

Nach Angaben der Ehefrau war er nur wenige Tage zu Hause, als plötzlich das Gedächtnis aussetzte. Jegliche Erinnerung an kurz voraufgegangene Ereignisse fehlte und er wußte schließlich nicht mehr, was er tat. Wutausbrüche wechselten mit Weinkrämpfen.

In dem Heimatkrankenhaus, in das der Patient wegen zunehmender Verschlechterung seines Befindens kam, traten während des 14tägigen Aufenthaltes zweimalig Temperaturanstiege bis 40° auf, die jeweils für 2—3 Tage anhielten, ohne daß eine sichere Ursache hierfür gefunden werden konnte.

In Anbetracht der immer mehr zunehmenden psychischen Veränderungen und des immer häufiger auftretenden Erbrechens wurde schließlich an einen raumfordernden intrakraniellen Prozeß gedacht und der Patient wurde zur Neurochirurgischen Abteilung überwiesen. Da sich der Verdacht nicht bestätigte, wurde der Patient zur weiteren Klärung zu uns verlegt.

Bei der Aufnahme in unsere Klinik befand sich der Patient in einem stark reduzierten Allgemeinzustand. Sichere Lähmungserscheinungen waren nicht nachweisbar, jedoch fehlten die Patellarsehnenreflexe beiderseits. Die Sensibilität war für alle Qualitäten erhalten. Hirnnervenausfälle sowie Pyramidenbahnzeichen fehlten.

Bis auf eine als „Hunter-Glossitis" imponierende starke Zungenrötung mit geringer Atrophie war der interne Befund unauffällig.

Die im Vordergrund stehenden psychischen Veränderungen entsprachen einem Korsakow-Syndrom. Da als Ursache eine exogene Intoxikation weitgehend ausgeschlossen werden konnte und sich auf Grund der klinischen Untersuchungsergebnisse, insbesondere des peripheren Blutbildes und der Sternalmarkausstriche, auch für eine Perniciosa-Psychose bei funikulärer Spinalerkrankung kein Anhalt fand, mußte auch in diesem Falle an eine Porphyrie gedacht werden.

Zunächst ergaben sich jedoch hierfür keinerlei Hinweise. Erst im Laufe der mehrwöchigen Beobachtung fanden sich bei den fortlaufend vorgenommenen Bestimmungen Porphyrinwerte, die im Mittel 240—250 γ bei einer Gesamttagesurinmenge von 1000 bis 1200 cm³ betrugen und damit sicher erhöht waren und die Verdachtsdiagnose erhärteten.

Wegen der ganz im Vordergrund stehenden psychischen Veränderungen sollte der Patient zur Psychiatrischen Abteilung verlegt werden. Die Ehefrau erklärte sich jedoch hiermit nicht einverstanden und der Patient wurde ihr daraufhin auf eigene Verantwortung mit nach Hause gegeben.

Genau 1 Jahr später — das Zustandsbild war in der Folge praktisch unverändert geblieben — kam der Patient in einer anderen Klinik zur Aufnahme. Tags zuvor war ein plötzlicher Sprachverlust und eine Schluckstörung aufgetreten. Unter den Zeichen eines akuten Herz- und Kreislaufversagens verstarb der Patient innerhalb weniger Stunden.

Unter Berücksichtigung der Vorgeschichte, insbesondere der von uns bereits vor 1 Jahr erhobenen Befunde handelte es sich offenbar um einen erneuten porphyrischen Schub. Diese Annahme konnte durch den pathologisch-anatomischen, insbesondere auch den histologischen Befund einer Wernicke-Encephalitis und Polyneuritis weitgehend bestätigt werden.

Psychische Veränderungen standen auch bei dem 55jährigen Dr. rer. pol. im Vordergrund, der sich zur gleichen Zeit wie der bereits erwähnte Bäckermeister in unserer Beobachtung befand.

Fall 9: Dr. Fritz B. (Bankangestellter), geb. 19. 5. 1899.

In den letzten 3 Jahren war er fast ständig depressiven Stimmungen unterworfen und hatte sich nicht mehr in der Lage gefühlt, seinen beruflichen Verpflichtungen so nachzukommen, wie dies eigentlich hätte der Fall sein müssen. Oft war er ganz verzweifelt über sein schlechtes Erinnerungsvermögen, brauste leicht auf, war mißtrauisch allem und jedem gegenüber und hatte dadurch in den letzten Jahren nicht nur in seinem Betrieb, sondern auch familiär große Schwierigkeiten gehabt.

Zur weiteren Vorgeschichte gab Herr Dr. B. an, daß er wegen häufiger Oberbauchbeschwerden, die erstmals im Alter von 37 Jahren aufgetreten seien, im Jahre 1942 zunächst am Magen und bei Wiederauftreten der gleichen Beschwerden im selben Jahr auch an der Galle operiert worden sei. 1 Jahr später (1943) habe man sich wegen anhaltender Beschwerden zu einer erneuten Bauchoperation entschlossen und anläßlich dieser Operation seien Verhärtungen im Bereich der Bauchspeicheldrüse entfernt worden.

Im Jahre 1952 habe er auch wiederholt unter kurzdauernden Sehstörungen in Form einer röhrenförmigen Gesichtsfeldeinengung gelitten. Doppelbilder habe er jedoch nie gehabt. Von März bis August 1954 hätten anhaltende Durchfälle bestanden und zwischenzeitlich seien immer wieder Temperaturerhöhungen aufgetreten. Nach einer Krankenhausbehandlung im August hätten die Durchfälle zwar nachgelassen, jedoch seien schon im anschließenden Erholungsaufenthalt Blasen- und Mastdarmstörungen in Form einer intermittierenden Inkontinenz aufgetreten, so daß er sich erneut habe in Krankenhausbehandlung begeben müssen.

Dem Bericht dieses Krankenhauses zufolge sollten in den ersten Tagen nach der erneuten Aufnahme im September 1954 Verwirrtheitszustände bestanden haben und der Patient hätte über eine Schwäche des linken Beines geklagt, die jedoch nicht sicher objektiviert werden konnte. Von dem überweisenden Krankenhaus war differentialdiagnostisch eine Encephalomyelitis oder ein intraspinaler Prozeß in Erwägung gezogen worden.

Bei der Klinikaufnahme konnten wir intern-neurologisch keinen sicher krankhaften Befund erheben. Abgesehen von einer allgemeinen Verlangsamung war der Patient auch psychisch keineswegs besonders auffällig verändert. Er äußerte aber auch selbst, daß er in den letzten Tagen beschwerdefreier sei und sich nicht nur körperlich, sondern auch geistig sehr viel frischer fühle als in den vorausgegangenen Wochen und Monaten.

Da zur gleichen Zeit bereits ein Porphyrie-Patient auf der Station lag, erschien uns die Verdachtsdiagnose Porphyrie, die ohnehin bei Fehlen sicherer Ausfallserscheinungen lediglich auf Grund der anamnestischen Angaben berechtigt schien, in diesem Falle zwar sehr gewagt, jedoch erfuhr diese Annahme eine wesentliche Stütze dadurch, daß der Patient angab, seine Mutter sei im Alter von über 70 Jahren ziemlich plötzlich an einem nach Aussagen der Ärzte poliomyelitisähnlichen Zustandsbild erkrankt. Dieses Zustandsbild habe sich langsam zunehmend entwickelt und die Mutter sei schließlich nach einem Gesamtkrankheitsverlauf von 1½ Jahren infolge dieses Leidens gestorben.

Unter Berücksichtigung der Tatsache, daß sich der Patient bei der Aufnahme in unsere Klinik offenbar in einer Remission befand, waren die Porphyrinwerte auch in diesem Falle mit 350 γ pro die noch so stark erhöht, daß dadurch die klinische Verdachtsdiagnose bereits erhärtet werden konnte.

Ebenso wie bei Fall 6 (Alois H.) stellten sich dann während eines Witterungsumschlages auch bei Dr. B. ganz plötzlich wieder heftige Oberbauchschmerzattacken ein, die kaum zu kupieren waren. Auffällig war nun, daß mit Wiederauftreten abdomineller Beschwerden wiederum stärkere psychische Veränderungen zutage traten. Diese äußerten sich in einer ausgesprochen emotionellen Inkontinenz und einer deutlichen Enthemmung, die so weit ging, daß der sonst stille, ja nahezu verschlossene Patient plötzlich den Schwestern auf der Station „Heiratsanträge" machte. Mit Nachlassen der abdominellen Beschwerden bildeten sich auch die psychischen Veränderungen sehr bald zurück und der Patient konnte bereits 3 Wochen später, kurz vor Weihnachten 1954, nach Hause entlassen werden.

Wenn schon früher (HÖSCH 1942; LÜTHY 1933 u. a.) die Ansicht vertreten
wurde, daß die angebliche Seltenheit der Porphyrie nur eine Folge ihrer häufigen
Verkennung sei, so zeigen auch schon unsere bisher mitgeteilten Beobachtungen mit
aller Deutlichkeit, daß man differentialdiagnostisch das Vorliegen einer Porphyrie
immer dann in Erwägung ziehen sollte, wenn sich in der Vorgeschichte der betreffenden Patienten Angaben über wiederholt aufgetretene unklare bzw. nicht be-
einflußbare Bauchbeschwerden finden, die den neurologischen Ausfallserscheinungen
und psychischen Veränderungen oft schon lange vorausgegangen sind. Wenn auch wir
der Auffassung sind, daß die Porphyrie wahrscheinlich sehr viel häufiger ist, als
bisher angenommen wurde, und sie sich oft hinter Fehldiagnosen verbirgt, so wird
unsere Annahme durch all jene in der Literatur mitgeteilten Beobachtungen gestützt,
in denen es z. B. nach einer Gallen- oder Magenoperation zu eigenartigen und
völlig unklaren Psychosen und neurologischen Zustandsbildern gekommen war.

Dies ist um so weniger verwunderlich, als die Porphyrie, abgesehen von der
Periarteriitis nodosa, wie kaum eine andere Erkrankung in der Lage ist, sich über
lange Zeit hinter den verschiedenartigsten „Masken" zu verbergen. Nicht selten
können deshalb auch, wie dies die erste unserer beiden nächsten Beobachtungen
zeigt, psychische bzw. cerebrale Erscheinungen über Jahre hinaus die einzigen
Symptome der Porphyrie sein, ehe ihr Zusammenhang mit dem Grundleiden durch
das Hinzutreten weiterer intern-neurologischer Krankheitszeichen offenbar wird.

Fall 10: Ernst Sch. (Schleifer), geb. 22. 12. 1907.
   Der 46jährige Patient hatte erstmalig im Alter von 18 Jahren und dann 1943 beim
Militär (36jährig) erneut eigenartige optische Sensationen, wobei er plötzlich alles um sich
herum auf dem Kopf stehen sah. Diesen Sensationen folgte im Jahre 1943 ein schwerer
depressiver Verstimmungszustand, der seine Einweisung in eine Psychiatrische Anstalt
erforderlich machte. Nach Wiederherstellung war der Patient bis 1951 völlig beschwerdefrei und ging seinem Beruf als Schleifer nach, 1951 traten dann vorübergehend heftige
Schmerzen im rechten Unterbauch auf, die vom Arzt als Blinddarmreizung gedeutet wurden.
Als 1 Jahr später die gleichen Beschwerden erneut auftraten, wurde der Patient appendekto-
miert. Kurz vor seiner beabsichtigten Entlassung aus dem Krankenhaus stellten sich dann
krampfartige Oberbauchschmerzen ein und der Stuhl war blutig. Ein solcher „Anfall"
wiederholte sich wenige Tage nach erfolgter Entlassung aus dem Krankenhaus zu Hause.
   Da seit 1953 solche Oberbauchattacken immer wieder aufgetreten waren und außerdem
noch Schmerzen im Bereich der unteren Lendenwirbelsäule bestanden, die Ursache dieser Beschwerden aber trotz Magen-Darmpassage und Röntgenuntersuchung der Wirbelsäule nicht
objektiviert, resp. die Ursache nicht geklärt werden konnte, kam der Patient in unsere
Klinik.
   Bei den Untersuchungen war auffallend, daß die Patellar- und Achillessehnenreflexe
beiderseits fehlten. Internneurologisch konnte sonst kein sicher krankhafter Befund erhoben
werden. Insbesondere fehlte jeder Anhalt für die Annahme einer rudimentären Tabes dorsalis, auch eine funikuläre Spinalerkrankung konnte ausgeschlossen werden.
   Die anamnestisch angegebenen, zweifellos als optische Halluzinationen zu wertenden
Zustände im Jahre 1925 und 1943 ließen im Zusammenhang mit den immer wieder in
Attacken aufgetretenen Bauchbeschwerden und bei Fehlen beider Patellar- und Achillessehnenreflexe auch in diesem Falle an eine Porphyrie denken.
   Ein akuter Schub mit typischer Urinverfärbung war nie aufgetreten. Unsere Verdachtsdiagnose konnte jedoch durch mehrfache Kontrollen, die bei einer Gesamttagesausscheidung
von 1000 cm³ Urin Porphyrinwerte zwischen 200 und 320 γ pro die ergaben, erhärtet
werden.

Bei dem anderen Patienten, der uns im Jahre 1953 überwiesen wurde, standen
nun wieder die Oberbauchbeschwerden seit Beginn der Erkrankung im Vordergrund.

Fall 11: Stephan P. (Städt. Arbeiter), geb. 17. 5. 1908.

Nach dem uns vorliegenden Bericht des einweisenden Arztes war er schon 1950 wegen immer wieder auftretender Oberbauchbeschwerden cholecystektomiert worden. Da aber auch nach dieser Operation von ihm immer wieder Oberbauchschmerzen geklagt wurden, erfolgte im Juli 1952 erneut eine Laparatomie, bei der angeblich Verwachsungen zwischen Magen und Duodenum gefunden wurden. Da eine Lösung dieser Verwachsungen nicht möglich war, wurde eine Gastro-Enterostomie mit Anlegung einer Braunschen Anastomose vorgenommen. Die attackenförmig auftretenden Oberbauchbeschwerden schwanden jedoch auch nach dieser Operation nicht. Man entschloß sich daher Ende Oktober 1952 zu einer erneuten Operation und löste hierbei Verwachsungen, die möglicherweise den neu geschaffenen Magenausgang eingeengt hatten. Ein Anhalt für ein Ulcus im Bereich des Magens oder des Jejunums fand sich nicht, gleichfalls waren Leber und Pankreas unauffällig. Bei der Magen-Darmpassage ergab sich auch, daß die Funktion des Magens einwandfrei war.

Nach dieser letzten Operation Ende Oktober 1952 verfiel der Patient zunehmend und zeigte eine starke motorische Unruhe. Als man ihn vor Weihnachten 1952 mit Unterstützung Gehversuche machen ließ, mußte man feststellen, daß er nur mit äußerster Anstrengung in der Lage war, die Beine etwas vom Boden zu erheben. Die daraufhin von den Chirurgen hinzugezogenen Neurologen fanden bei dem Patienten spastische Zeichen an den unteren Extremitäten und der Patient kam daraufhin in unsere Klinik.

Bei der Klinikaufnahme Mitte Januar 1953 klagte der Patient zwar noch über leichte Schmerzen im Bereich der unteren Lendenwirbelsäule, jedoch war er sonst beschwerdefrei. Das Gehen war, wenn auch noch unsicher, inzwischen ebenfalls wieder möglich. Sichere neurologische Ausfallserscheinungen, die ja einen Monat zuvor noch bestanden hatten, waren jetzt nicht mehr nachweisbar. Der Liquorbefund entsprach der Norm, die luesspezifischen Reaktionen in Blut und Liquor waren negativ. Intern konnte ebenfalls kein sicher krankhafter Befund erhoben werden.

Legte schon die uns vom Krankenhaus mitgegebene objektive Vorgeschichte die Annahme einer Porphyrie nahe, so erfuhr dieser Verdacht seine Bestätigung dadurch, daß der Patient uns auf Befragen angab, während des Krankenhausaufenthaltes im Sommer 1952 in unregelmäßigen Intervallen stark dunkel gefärbten Urin entleert zu haben.

Die von uns noch im Jahre 1953 nachgewiesenen Porphyrinwerte lagen bei einer Tagesurinmenge von 800 bis 1000 cm³ zwischen 190 und 210 γ.

Da bei Auftreten der motorischen Unruhe nach der letzten Operation im Oktober 1952 bis zu seiner Verlegung in unsere Klinik dem Patienten reichlich Barbiturate verabreicht worden waren, wirft vor allem dieser Fall noch einmal die Frage auf, ob und inwieweit exogene und auch endogene Faktoren lediglich zu einer Porphyrinurie führen, die als symptomatisch anzusehen wäre oder aber bei vorhandener Disposition nur das Auftreten eines porphyrischen Schubes bewirken.

Wenn wir nun die Auffassung vertreten, daß eine Disposition zur Porphyrinurie wahrscheinlich immer angenommen werden muß und demnach die Einteilung der Porphyrin-Krankheiten in symptomatische Porphyrinurie und echte Porphyrie nur eine willkürliche sei, so bestärkt uns in dieser Auffassung nicht nur die Tatsache, daß bei all unseren Fällen keine Parallelität zwischen nachgewiesener Porphyrinausscheidung und Schwere des intern-neurologischen Zustandsbildes bestand, sondern vor allem auch der Fall, über den BLANKE 1943 in seiner Mitteilung „Fokalinfektion als Ursache einer unter dem Symptombild des Guillain-Barré verlaufenden rezidivierenden Polyneuritis" berichtet hatte.

Zweifellos kann dieser Fall als eindrucksvolle Bestätigung unserer Auffassung, daß allen Faktoren, ob endogen oder exogen, lediglich die Bedeutung eines auslösenden Momentes zukommt, gelten, nachdem sich der Nachweis erbringen ließ, daß es sich auch bei dieser Patientin, die immer nur dann an einer „fokaltoxisch" bedingten Polyneuritis erkrankte, wenn eine Mandelentzündung voraufgegangen war, ebenso wie bei ihren Geschwistern Hans, Heinz und Charlotte M. als Grundleiden um eine Porphyrie gehandelt hat.

Daß die Porphyrie bei aller Mannigfaltigkeit der Symptomatologie als Grundleiden der Polyneuritis, bei der es sich grundsätzlich nicht um eine selbständige Krankheit, sondern lediglich um eine vorzugsweise auf das periphere Neuron beschränkte Reaktionsform des Organismus bei einer Allgemeinerkrankung handelt, sicherlich sehr viel häufiger in Betracht kommt, als bisher angenommen, wird allein daraus ersichtlich, daß die Polyneuritis nächst den Oberbauchbeschwerden ganz im Vordergrund des klinischen Erscheinungsbildes der Porphyrie steht.

Wenn wir daher der Überzeugung sind, daß die Porphyrie als ein Musterbeispiel dafür gelten kann, wie entscheidend es von den anamnestischen Erhebungen und der Bewertung der dem Auftreten neurologischer Ausfallserscheinungen vorausgegangener und sie begleitender Symptome abhängig ist, ob die der Polyneuritis zugrunde liegende Allgemeinerkrankung des Organismus unklar bleibt oder nicht, so ist es auf Grund unseres Falles von rezidivierender Polyneuritis bei familiärer Porphyrie durchaus naheliegend anzunehmen, daß es sich bei den bisher unklar gebliebenen Fällen von rezidivierender Polyneuritis ebenfalls als Grundleiden um eine Porphyrie gehandelt habe.

2. Rezidivierende Polyneuritis

Die Durchsicht der Literatur ergibt nun, daß man seit den ersten Mitteilungen über rezidivierende Polyneuritis (EICHHORST 1890) bezüglich der Ätiologie dieser ungewöhnlichen Fälle über Vermutungen nie hinausgekommen ist. Auch in den neueren Handbuchbeiträgen, die eine Stellungnahme zur Ätiologie überhaupt vermissen lassen, wird noch die Auffassung vertreten, daß eine Übereinstimmung hinsichtlich der Symptomatik und des Krankheitsablaufs zwischen den einzelnen Fällen von rezidivierender Polyneuritis nicht bestehe.

Um so mehr überrascht es daher, daß unsere, sich auf das gesamte klinische Erscheinungsbild der Porphyrie stützende Vermutung schon durch den ersten nach EICHHORST (1890) mitgeteilten Fall von rezidivierender Polyneuritis eine weitgehende Bestätigung findet.

SORGO berichtete 1897 über einen Mann, der seit seinem 56. Lebensjahr in Intervallen von 5—6 und 3 Monaten dreimal das Bild einer Polyneuritis bot. Der ersten Erkrankung waren heftige, kolikartige Schmerzen im Abdomen voraufgegangen. Die Dauer der Erst- und Zweiterkrankung betrug 5 bzw. 3 Monate. Nach dieser Zeit war Patient wieder völlig gesund. Die dritte Erkrankung, während der es sehr rasch zu einer Tetraplegie mit Schluck- und Sprachstörungen sowie linksseitiger Recurrensparese und Zwerchfellähmung kam, führte innerhalb von 7 Wochen zum Tode.

SORGO berichtet darüber, daß das Bild der letzten Erkrankung außerordentlich stark wechselte. Während der rechte Arm bis zum Exitus total paretisch blieb, zeigten der linke Arm und die unteren Extremitäten erhebliche Schwankungen hinsichtlich des Ausmaßes der Lähmungen im regressiven sowie im progressiven Sinne innerhalb ganz kurzer Zeiträume. Sensible Ausfälle fehlten völlig. Elektrisch aber fand sich eine partielle Entartungsreaktion.

Histologisch soll eine ausgeprägte Erkrankung der Gefäße in den Muskeln, peripheren Nerven und im Rückenmark sowie ein Faserausfall in den vorderen und hinteren Rückenmarkswurzeln vorgelegen haben. Die Ganglienzellen hätten keine eindeutigen Veränderungen gezeigt; myelitische oder sklerotische Prozesse seien nicht nachweisbar gewesen. Obwohl kein sicherer Anhalt dafür bestand, dachte SORGO hinsichtlich der ätiologischen Deutung seines Falles in erster Linie an eine Blei-Intoxikation.

Dem 1898 von v. Beesten mitgeteilten Fall einer rezidivierenden Polyneuritis kommt insofern eine besondere Bedeutung zu, als die Ersterkrankung mit eigenartigen psychischen Veränderungen (Melancholie, Depression) einherging. Es handelte sich um ein 20jähriges Mädchen, das gleichfalls im Anschluß an plötzlich auftretende Magen- und Oberbauchschmerzen an einer Polyneuritis erkrankte. Das erste Zustandsbild klang innerhalb von 6 Monaten völlig ab, trat aber 4 Wochen später erneut auf.

Sehr eindrucksvoll ist der 1899 von Schlier publizierte Fall.

Im Alter von 17 Jahren (1887) erlitt die Patientin erstmals einen Anfall von Bewußtlosigkeit. Tage darauf setzten die Menses ein. Ein zweiter Anfall von Bewußtlosigkeit trat 2 Jahre später (1889) während der ersten Gravidität auf. 1891, also wieder 2 Jahre später, erblindete die Patientin während einer erneuten Schwangerschaft auf dem linken Auge. Nach augenfachärztlicher Untersuchung soll eine Neuritis optica vorgelegen haben, die, ohne Spuren zu hinterlassen, wieder völlig abklang.

In den Jahren 1894—1896 litt Patientin dann jeweils im Frühjahr unter einem Schwächegefühl in den Armen sowie einem Pelzigsein und Kribbeln der Hände und Füße. 1898, wiederum im Frühjahr, entwickelte sich dann, beginnend mit Taubheitsgefühl im rechten Arm, eine Lähmung der oberen Extremitäten und des rechten Beines. Objektiv waren zu dieser Zeit Sensibilitätsstörungen nicht nachweisbar. Auffällig war aber, daß die Patientin über lange Zeit (31 Wochen) hartnäckig obstipiert war und dann plötzlich wieder spontan Stuhl entleerte.

Einen Monat nach Einsetzen der Lähmungen kehrte zwar die Kraft im rechten Arm und Bein wieder, jedoch trat dafür eine Abducens- und Facialisparese links auf. In der Folge wechselten die Lähmungserscheinungen in ihrem Grad außerordentlich. Bei jeder Verschlimmerung fiel auf, daß der Urin einen besonders scharfen, das ganze Zimmer durchsetzenden Geruch hatte. Weiterhin war auffällig, daß die Patientin während der 8monatigen Krankheitsdauer eine wechselnd starke Behaarung und Naevusbildung auf den Streckseiten beider Vorderarme zeigte.

3 Monate später — Patientin war inzwischen wieder vollkommen gesund — erkrankte sie erneut mit Schwäche in den Händen, Singultus und Erbrechen. Nach Rückbildung dieses Zustandsbildes trat dann etwa 8 Wochen später der dritte cerebrale Anfall auf. Im Anschluß daran war die Patientin erheblich psychisch verändert (Wechsel von Depressionen und Manie) und zeigte gleichzeitig auch wieder eine stärkere Naevus- und Haarneubildung.

Wiederum 1 Jahr später, im Februar 1899 (letzte Erkrankung April 1898), trat aus vollem Wohlbefinden eine Lähmung beider Beine auf. Die PSR fehlten, die Sensibilität war erhalten. Im Verlauf dieser Erkrankung trat am 8. Tage nochmals ein cerebraler Anfall auf. Innerhalb von 11 Tagen hatten sich jedoch sämtliche Ausfallserscheinungen wieder zurückgebildet und Patientin fühlte sich völlig beschwerdefrei.

Zu dieser Gruppe der rezidivierenden Polyneuritiden gehört zweifellos auch der 1913 von Olivero mitgeteilte Fall. Es handelte sich um einen 30jährigen Mann, bei dem den sehr schnell einsetzenden neuritischen Erscheinungen jeweils gastrische Beschwerden von 10- bis 12tägiger Dauer vorausgegangen waren.

Lassen schon die bisher, der Anschaulichkeit wegen, teils sehr ausführlich wiedergegebenen Beobachtungen erkennen, daß doch eine gewisse Übereinstimmung hinsichtlich der Symptomatik und des Krankheitsverlaufs zwischen den einzelnen rezidivierenden Polyneuritiden gegeben ist, so erscheint uns der erste der drei von Stucke 1947 publizierten Fälle von rezidivierender Polyneuritis am besten geeignet, die Herausstellung der Trias „Polyneuritis — Oberbauchbeschwerden — psychische Veränderungen" zu rechtfertigen.

Im Jahre 1939 erkrankte die bis dahin gesunde Patientin ganz akut mit kolikartigen Leibschmerzen und bot unmittelbar anschließend ein ausgesprochen psychotisches Zustandsbild. Nach 2 Jahren völligen Wohlbefindens wurde die Patientin dann im Februar 1941 wegen starker motorischer Unruhe mit Jaktationen ins Krankenhaus eingeliefert. 10 Tage nach der Krankenhausaufnahme stellten sich gleichzeitig mit Auftreten einer Lähmung beider Beine wiederum erhebliche psychische Veränderungen (Pat. war apathisch, willenlos und halluzinierte) ein. Weitere 4 Wochen später waren auch die oberen Extremitäten vollkommen paretisch. Bis auf die ASR fehlten sämtliche Reflexe.

Nach weitgehender Rückbildung dieser Erscheinungen (Pat. war nach Hause entlassen worden) verstärkte sich im September 1941 die Extremitätenlähmung wieder, so daß sie erneut stationär aufgenommen werden mußte. Bei der Aufnahme war sie wieder psychisch stark verändert und sehr unruhig. Nachts stand sie auf und schleppte sich trotz ihrer Paresen durchs ganze Haus.

Einen Monat später trat zu der Extremitätenlähmung noch eine doppelseitige Facialislähmung und Schluckstörung hinzu. Die Sensibilität blieb ungestört.

In der Folge bildete sich die Facialislähmung und Schluckstörung zurück und auch die Extremitätenlähmung besserte sich fortschreitend, so daß Patientin im April 1942 nach Hause entlassen werden konnte.

Schon Anfang Juni 1943 mußte sie erneut in die Klinik aufgenommen werden. Die Untersuchung ergab wiederum eine schlaffe Lähmung der oberen Extremitäten und im Bereich der Oberschenkel beiderseits. Psychisch war sie diesmal völlig geordnet. Innerhalb eines Monats bildeten sich die schweren Ausfallserscheinungen wieder so weit zurück, daß die Patientin entlassen werden konnte.

Im Gegensatz zu der bisher vorherrschenden Meinung, daß hinsichtlich der Symptomatologie und des Krankheitsablaufes zwischen den einzelnen Fällen von rezidivierender Polyneuritis keinerlei Übereinstimmung bestehe, läßt schon der Vergleich der von Sorgo (1897), v. Beesten (1898), Schlier (1899), Olivero (1913) und Stucke (1947) mitgeteilten Beobachtungen mit unserem Fall von rezidivierender Polyneuritis bei familiärer Porphyrie erkennen, daß die Ähnlichkeit frappierend ist.

3. Rezidivierende Polyneuritis mit rezidivierender Alopecie

Überraschend groß ist die Übereinstimmung sogar mit jenen, ebenfalls ätiologisch unklar gebliebenen Fällen, in denen außer einer rezidivierenden Polyneuritis gleichzeitig noch eine rezidivierende Alopecie vorgelegen hat.

Abgesehen von der Thalliumvergiftung ist das gemeinsame Vorkommen einer Alopecie und einer Polyneuritis ungewöhnlich. Soweit wir die Literatur überblicken, hat erstmalig 1929 Stiefler über zwei solcher Fälle berichtet. Es handelte sich um zwei junge Mädchen, bei denen es im Anschluß an eine akut aufgetretene Polyneuritis zu einem Haarausfall kam, der innerhalb von 8—14 Tagen zu völliger Kahlheit führte. Nach Abklingen der Polyneuritis stellte sich auch der Haarwuchs wieder ein und innerhalb weniger Wochen war die Behaarung bei beiden Mädchen wieder die gleiche wie vor der Erkrankung.

Den ersten Fall von „rezidivierender Polyneuritis unbekannter Ätiologie mit rezidivierender Alopecie" hat 1931 Bingel mitgeteilt.

Im Alter von 29 Jahren war die bis dahin gesunde Frau zunächst mit einer Schwäche und anfallsweisen Schmerzen in beiden Beinen erkrankt. Bald darauf fielen ihr auch die Haare aus. Da das Schwächegefühl und die Schmerzen in den Beinen zunahmen und sich auch noch eine Schluckstörung hinzugesellte, kam die Patientin zur Klinikaufnahme. Bemerkenswert ist nun, daß auch diese Patientin außer den sicheren Zeichen einer Polyneuritis erhebliche psychische Veränderungen aufwies. Sie war, wie Bingel schreibt, kindlich, ja kindisch und sowohl zeitlich als auch örtlich zeitweilig völlig desorientiert.

Während des Klinikaufenthaltes verschlechterte sich das Zustandsbild zunächst noch erheblich, jedoch stellte sich 2 Monate nach Auftreten der ersten Krankheitszeichen eine

Besserung ein. Das Haarkleid kam wieder und die bis dahin bettlägerige Patientin — die Sehnenreflexe an den Beinen waren erloschen — konnte wieder gehen. Nach der Entlassung aus der Klinik hielt die Besserung auch an, jedoch trat 6 Monate nach Auftreten der ersten Erscheinungen (Herbst 1929) im Frühjahr 1930 (März) ohne erkennbare Ursache wiederum eine Verschlechterung ein, so daß erneut Klinikaufnahme erforderlich war. Wiederum waren beide Beine paretisch und auch die Kraft in den Armen war deutlich vermindert. Die Fuß- und Handmuskeln waren atrophisch. Genau wie beim erstenmal kam es wieder zu einem Haarausfall. Nach 2 Monaten war die Patientin wieder so weit hergestellt, daß sie nach Hause entlassen werden konnte. Weitere 2 Monate später erkrankte sie dann unter den gleichen Erscheinungen zum dritten Male. Diesmal aber nahm die Polyneuritis einen foudroyanten Verlauf und die Patientin, die wieder ihr Haar verloren hatte, starb innerhalb von 2 Wochen infolge einer zentralen Atemlähmung.

BINGEL berichtet darüber, daß die Ungewöhnlichkeit dieses Falles, von der die Bevölkerung des Ortes Kenntnis hatte, seinerzeit den Verdacht einer Vergiftung durch den Ehemann nahelegte, zumal dieser sich sehr bald wieder verheiratete. Die speziellen Untersuchungen hatten jedoch keinen Anhalt für eine Thallium- oder Arsenvergiftung ergeben.

Bei der histologischen Untersuchung fand sich eine graue Degeneration der Gollschen Stränge und ein Markscheidenzerfall im Bereich des Brust- und Lendenmarkes. An den inneren Organen konnte auch bei der Sektion kein sicher pathologischer Befund erhoben werden.

Im gleichen Jahr wie BINGEL (1931) hat auch SCHULZE in einer Dissertation über zwei Fälle von rezidivierender Alopecie bei rezidivierender Polyneuritis berichtet.

Bei der zweiten der 3 Beobachtungen von rezidivierender Polyneuritis, über die 1947 STUCKE berichtete, bestand ebenfalls eine rezidivierende Alopecie.

Der junge Mann war bis zu seinem 22. Lebensjahr vollkommen gesund. Im Mai 1942 erkrankte er dann mit Parästhesien, Schmerzen und Schwäche in den Beinen, die schließlich so zunahm, daß er nicht mehr laufen konnte. Im Verlauf des Krankenhausaufenthaltes von Juli bis Oktober kam es zu einem rapiden Ausfall der Kopfhaare. Zudem war der Patient auch psychisch erheblich verändert. Nach Abklingen der polyneuritischen Erscheinungen konnte der junge Mann Ende Oktober 1942 wieder voll arbeitsfähig entlassen werden. Im Januar 1943, also 3 Monate nach seiner Entlassung, mußte der Patient aber erneut wegen einer Polyneuritis stationär aufgenommen werden. Im Laufe von 4 Wochen schwanden die Reflexe und der Kopf wurde wiederum vollkommen kahl. Im Laufe eines weiteren Monats waren auch sämtliche Körperhaare ausgefallen. Psychisch war der Pat. ebenso wie beim erstenmal verändert und zeigte eine starke motorische Unruhe. Ab April 1943 besserte sich das Allgemeinbefinden wesentlich. Pat. nahm an Gewicht zu, die Lähmungserscheinungen schwanden und auch die Kopf- und Körperbehaarung kehrte wieder.

Schon ¼ Jahr später — Patient war im Mai entlassen worden — mußte er wiederum wegen polyneuritischer Symptome aufgenommen werden. Diesmal trat jedoch innerhalb von 6 Wochen eine so weitgehende Besserung ein, daß er die Klinik wieder verlassen konnte.

STUCKE erwähnt in seiner Mitteilung ausdrücklich, daß bei dem betreffenden Patienten die speziellen Untersuchungen keinen Anhalt für eine Thallium- oder Arsenvergiftung ergaben.

Noch zwei weitere Fälle von rezidivierender Polyneuritis mit Alopecie haben 1951 EUZIÈRE, PAGES und COMBIER mitgeteilt. Diese beiden Fälle wiesen außerdem noch eine Opticusatrophie bzw. eine retrobulbäre Neuritis auf.

Für eine Thallium- oder Arsenvergiftung fand sich auch in diesen Fällen kein Anhalt. Die Verfasser erwähnen, daß die Ätiologie nicht geklärt werden konnte. Sie kamen zu der Auffassung, daß es sich in ihren Fällen wohl um „Neuroektodermosen" handelte.

In diesem Zusammenhang ist auch der 1938 von BÜSSOW als „Polyneuritis mit deliranter Psychose bei Achylia gastrica" mitgeteilte Fall zu erwähnen. Hier standen zunächst eine Psychose und Parästhesien im Vordergrund. Nach Rückbildung trat 2 Monate später eine Opticusatrophie und eine Atrophie der Unterschenkelmuskulatur auf. Etwa gleichzeitig mit Wiederauftreten psychischer Veränderungen fielen plötzlich sämtliche Kopf- und Körperhaare aus. Differentialdiagnostisch wurde jedoch auch von Büssow die Porphyrie nicht in Erwägung gezogen.

Da, wie schon erwähnt, außer bei der Thalliumvergiftung, das Vorkommen einer Alopecie im Verlauf einer Polyneuritis absolut ungewöhnlich ist, wäre als Beweis für die Annahme, daß auch in diesen Fällen von rezidivierender Polyneuritis mit rezidivierender Alopecie am ehesten als Grundleiden die akute Porphyrie in Betracht kommt, zu fordern, daß Fälle von akuter Porphyrie mit Alopecie bekannt sind.

Wir haben hierfür in der Literatur zwar keine Hinweise gefunden, jedoch dürfen wir als Beweis dafür, daß wahrscheinlich auch in den Fällen von rezidivierender Polyneuritis mit rezidivierender Alopecie ebenfalls die akute Porphyrie als Grundleiden in Betracht kommt, mit einer gewissen Berechtigung unseren Fall Heinz M. um so eher werten, als es sich ja nicht nur bei ihm, sondern nachweislich auch bei seinen 3 Geschwistern um eine Porphyrie gehandelt hat.

Die Tatsache, daß in einem Teil der noch in der Literatur erwähnten Fälle neben den neurologischen Symptomen Magen- und Darmstörungen im Vordergrund standen, hatte zu der Meinung Anlaß gegeben, es handele sich ursächlich wohl um endotoxische Prozesse. Wenn aber die Mehrzahl dieser Fälle (THOMAS 1898; HIGIER 1926; ALBRECHT 1929; HARRIS und NEWCOMB 1929; PAKOZDY 1929; ANDRÉ-THOMAS 1931; HARRIS 1935; ANDRÉ 1940; MIRUS 1940) nicht in gleichem Maße, wie die bisher angeführten, das Vorliegen einer akuten Porphyrie wahrscheinlich macht, so dürfte der Grund hierfür in erster Linie darin zu suchen sein, daß die Schilderungen sich vornehmlich auf die Wiedergabe der neurologischen Ausfallserscheinungen beschränken und auch die anamnestischen Angaben vorwiegend auf neurologische Fragestellungen abgestimmt sind, während sie Angaben über Krankheitserscheinungen von seiten der inneren Organe weitgehend vermissen lassen.

Daß es sich hierbei nicht um eine Unterstellung unsererseits handelt, wird ja schon durch die obigen, von uns angeführten Fälle insofern bewiesen, als auch hier den internen Krankheitserscheinungen keine wesentliche Bedeutung beigemessen wurde, da sonst auf Grund der Trias „neurologische Ausfallserscheinungen — psychische Veränderungen — interne Symptome" zumindest von den jüngeren Autoren das Vorliegen einer Porphyrie hätte in Erwägung gezogen werden müssen. Dies ist jedoch in keiner der mitgeteilten Beobachtungen von rezidivierender Polyneuritis der Fall gewesen.

Wie naheliegend aber diese Annahme ist, zeigen wohl sehr eindeutig die von uns mitgeteilten Krankheitsabläufe der Geschwister M., von denen der Fall Heinz M. eine bindegliedartige Stellung zwischen der perakuten Verlaufsform seines an Landry-Paralyse verstorbenen Bruders und der rezidivierenden Polyneuritis seiner Schwester insofern einnimmt, als es auch bei ihm nach einem Intervall von 8 Jahren zu einem *Rezidiv der Porphyrie* gekommen war.

Wenn in diesem Falle der Krankheitsverlauf während des Rezidivs nicht ein so schwerer war wie bei der Ersterkrankung im Jahre 1947 und erst recht nicht so dramatisch und bedrohlich wie bei den Schwestern und dem Bruder Hans, so dürfte damit der Beweis erbracht sein, daß es lediglich vom Vorhandensein neurologischer Ausfallserscheinungen, ihrem Ausmaß und Schweregrad abhängig ist, ob man von einem *Rezidiv der Porphyrie* oder aber von einer *rezidivierenden Polyneuritis* spricht.

Ist daher die rezidivierende Polyneuritis als Rezidiv der Porphyrie gar nicht so ungewöhnlich, so macht es der vornehmlich intermittierende Verlauf durchaus wahrscheinlich, daß die Porphyrie, außer den protahiert verlaufenden Fällen der Periarteriitis nodosa, auch als Ursache der „chronischen Polyneuritis" in Betracht kommt.

4. Chronische Polyneuritis

Diese Annahme zu erhärten, ist jedoch weitaus schwieriger als bei den Fällen von rezidivierender Polyneuritis, da sich im Schrifttum, soweit wir es übersehen, keine genaueren Angaben über chronisch verlaufende Polyneuritiden finden, sondern lediglich summarisch darauf verwiesen wird (REMAK und FLATAU 1904; v. WERTHEIM-SALOMONSON 1911; OPPENHEIM 1913; SCHELLER 1939, 1953 u. a.), daß die Polyneuritis ausnahmsweise auch einmal einen chronischen Verlauf nehmen kann.

Der nun folgende Fall dürfte daher nicht nur hinsichtlich seines ungewöhnlichen Krankheitsverlaufes, sondern darüber hinaus auch im Hinblick auf die Schwierigkeiten, vor die wir immer wieder bei dem Versuch einer Differenzierung der Polyneuritiden gestellt werden, von besonderer Bedeutung sein.

Fall 12: Helmut D. (Richtmeister), geb. 29. 7. 1914.

Als der 43 Jahre alte Helmut D. Anfang September 1957 in unserer Klinik zur Aufnahme kam, berichtete er, daß er erstmalig vor 10 Wochen ein Gefühl des Eingeschlafenseins in den Zehen bemerkt habe. Zunächst hatte er diesem „komischen Gefühl" keine weitere Beachtung geschenkt und war seiner Arbeit nachgegangen, jedoch war es mit Ausdehnung des Taubheitsgefühls auf beide Füße im Laufe des ersten Monats immer häufiger vorgekommen, daß er im Omnibus oder in der Straßenbahn stehend anderen Fahrgästen auf den Fuß getreten war, ohne es selbst zu bemerken. Etwa 6 Wochen nach Auftreten der Gefühlsstörungen wurde das Gehen zunehmend unsicherer. Er wußte schließlich nicht mehr, wo und wie seine Füße standen, mußte seinen Gang, der sich im Dunkeln noch erheblich verschlechterte, ständig mit den Augen kontrollieren, und es kam immer häufiger vor, daß er über leichte Unebenheiten (Läufer etc.) stolperte. Etwa mit Auftreten von Mißempfindungen auch in den Fingern beider Hände stellte sich in der 7. Woche eine deutlichere Schwäche in den Beinen ein. Um überhaupt noch einigermaßen gehen zu können, mußte er die Beine extrem hochheben und sich beim Treppensteigen am Geländer hochziehen. Die Ausführung feinerer Verrichtungen mit den Fingern (z. B. Knöpfen) fiel ihm immer schwerer, dagegen konnte er grobe Arbeiten nach wie vor gut verrichten.

Außer diesen Beschwerden klagte der Patient darüber, daß er schon seit 3 Monaten, also schon einige Zeit vor Auftreten der ersten Mißempfindungen, an einer früher nie gekannten *hartnäckigen Obstipation* leide. Sonstige Beschwerden, insbesondere Oberbauchschmerzen, wurden verneint.

Der in einem sehr guten Ernährungszustand befindliche Patient, in dessen Familie besondere Erkrankungen nicht bekannt waren, hatte aktiv gedient und war seit 1937 bis Kriegsende Soldat gewesen. Bis auf eine komplikationslos verlaufene Lungenentzündung 1943 war er nie ernsthaft erkrankt, hatte sich jedoch 1948 wegen eines Ulcus duodeni einer Magenoperation unterziehen müssen, nachdem schon jahrelang, vornehmlich im Frühjahr und Herbst, immer wieder Schmerzen in der Magengegend aufgetreten waren. Eine Abhängigkeit dieser Beschwerden von der Nahrungsaufnahme sowie der Zusammensetzung der Kost war jedoch nicht zu verzeichnen gewesen. Nach der Magenoperation 1948 waren derartige Beschwerden nicht mehr aufgetreten und er hatte sogar als Leiter einer Montageabteilung in den letzten 5 Jahren mehrfach in der Woche Unmengen von Bier (bis zu 20 Flaschen pro Tag), Schnäpse nur gelegentlich (!), trinken können. Seit Juli 1957 mit Auftreten der ersten Beschwerden hatte er keinen Tropfen Alkohol mehr zu sich genommen.

Am Aufnahmetag kam der Patient auf einen Stock gestützt zur Untersuchung und hatte beim Gehen den Blick ständig ängstlich auf seine Füße gerichtet. Es imponierte ein Steppergang beiderseits.

Bei den Untersuchungen war an den inneren Organen ein krankhafter Befund nicht zu erheben. Der Blutdruck betrug 160/90 mm Hg. Die Hirnnervenfunktionen waren ungestört, die Sprache unauffällig. Paresen bestanden an den oberen Extremitäten nicht, jedoch wurde im Bereich beider Hände und Unterarme eine stulpenhandschuhförmige Hypästhesie angegeben. Die einzelnen Empfindungsqualitäten wurden aber noch gut unterschieden, nur das Lageempfinden war an den Fingern bereits deutlich gestört. Die Reflexe waren an beiden Armen nicht auslösbar.

Obwohl beim Gehen ein deutlicher Steppergang beiderseits imponierte, war im Liegen auch die Dorsalflexion noch möglich, wenn auch bei Prüfung gegen Widerstand überwindlich. Die Beugung der Unterschenkel erwies sich ebenfalls als vermindert, die Streckung war jedoch beiderseits noch sehr kraftvoll. Bei einer strumpfförmigen, nach distal zunehmenden Minderempfindung wurden feine Berührungen im Bereich der Unterschenkel noch gut wahrgenommen und genau lokalisiert, die Tiefensensibilität war jedoch an den Füßen völlig aufgehoben. Die Prüfung der protopathischen Qualitäten wurde als äußerst unangenehm (Gefühl wie glühende Nadeln) empfunden, die PSR und ASR waren beiderseits erloschen, pathologische Reflexe fanden sich nicht. Trophische Störungen, insbesondere isolierte Atrophien, waren auch im Bereich der Unterschenkelmuskulatur nicht nachweisbar und die elektrischen Prüfungen ergaben lediglich im Bereich der vom N. peronaeus versorgten Muskelgruppen eine partielle EaR.

Temperaturen bestanden nicht, Blutbild, Senkung und Urinbefund waren unauffällig, und auch die Leberfunktionsprüfungen und das Elektrophoresediagramm waren normal. Die Untersuchung des lumbal entnommenen Liquors ergab eine Vermehrung der Zellzahl auf 28/3 und eine Erhöhung des Gesamteiweiß auf 6,2 Kafka bei rechtsgelagertem Kurvenausfall.

Auf Grund der Vorgeschichte war es naheliegend, anzunehmen, daß es sich bei D. um eine Alkoholpolyneuritis handele. Auffällig war jedoch, daß die gerade bei der Alkoholpolyneuritis häufig ganz im Vordergrund des Beschwerdekomplexes stehenden Schmerzen fehlten. Obwohl Oberbauchschmerzen nach Angaben des Patienten seit 1948 nicht mehr aufgetreten waren, ließ die schon seit 3 Monaten bestehende hartnäckige Obstipation differentialdiagnostisch auch an eine *Porphyrie als Grundleiden* denken. Die Urinuntersuchungen ergaben jedoch hierfür zunächst keinen Anhalt.

Unter physikalischer Behandlung blieb der Zustand bis Mitte Oktober unverändert. Etwa in der 6. Woche nach der Klinikaufnahme klagte der Patient dann erstmalig über Schmerzen in den Beinen und der Schulterpartie beiderseits. Der neurologische Befund war nach wie vor unverändert, eine erneute Liquorkontrolle am 24. 10. 1957 ergab jedoch bei Normalisierung der Zellzahl auf 8/3 eine Eiweißerhöhung auf 20,0 Kafka. Mit Verstärkung der Schmerzen in den Beinen Ende Oktober/Anfang November wurden schließlich auch die Paresen in den Beinen sehr viel deutlicher und ausgedehnter und der Patient klagte auch über ein stärkeres Spannungsgefühl in den Händen. Die grobe Kraft war jedoch in den Armen unverändert gut und er konnte auch noch Skat und Schach spielen sowie sich selbst waschen und rasieren. Die seitdem immer häufiger geklagten Schmerzen in den Beinen waren jedoch bis Anfang Dezember durch Analgetica gut zu kupieren und wurden auch durch die Massagen nicht verstärkt. Die Liquorkontrolle ergab zu dieser Zeit eine Eiweißvermehrung auf 22,0 Kafka, Pandy und Phase I waren 3fach positiv, die Zellzahl normal, der Liquor deutlich xanthochrom. Die gleichzeitig vorgenommene SOP ergab 8/3 Zellen, Pandy und Phase I positiv, Gesamteiweiß 4,5 Kafka.

In der ersten Dezemberwoche wurde dann plötzlich der linke Arm völlig paretisch und gleichzeitig verstärkten sich auch die Schmerzen in den Beinen. Sie traten jetzt attackenförmig für Sekundendauer auf und der Patient hatte das Empfinden, als ob die Schmerzen stets vom Unterleib ihren Ausgang nehmen würden. Konstant hatte er seitdem auch eine

Mißempfindung im Bereich beider Fußsohlen, die als „Dauerkitzel", bei Einsetzen der Schmerzattacken in den Beinen aber als außerordentlich brennender Schmerz empfunden wurde.

Eine zu dieser Zeit erneut vorgenommene Untersuchung des Liquors ergab nunmehr eine Eiweißvermehrung von über 40 Kafka, der Liquor war bernsteinfarben und gerann sofort bei der Abnahme.

Bis kurz vor Weihnachten war die Lähmung in den Beinen soweit fortgeschritten, daß der Patient nurmehr die passiv gebeugten Unterschenkel zu strecken vermochte. Erstmalig hatte er jetzt auch die Empfindung, als ob ihm die Zunge schwerer geworden sei und ihm die Kehle abgeschnürt werde. Der bis dahin noch sehr robuste Patient wurde jetzt zunehmend ängstlicher. Hirnnervenausfälle waren jedoch nicht nachweisbar. Der Zustand änderte sich in den folgenden Wochen bis Mitte Januar nicht. Eine am 6.1.1958 durchgeführte Liquoruntersuchung ergab wiederum eine Eiweißerhöhung auf 40 Kafka. Eine nochmalige Untersuchung des Urins auf Porphyrine hatte kurz vor Weihnachten bei einer Tagesmenge von 900 cm³ einen Wert von 117 γ Koproporphyrin ergeben, der jedoch noch nicht als eindeutig pathologisch zu werten war. Inzwischen war der Tonus der Muskulatur an den unteren Extremitäten völlig erschlafft und es imponierte ein sogenanntes breites Bein. Außerdem bestand jetzt auch eine erhebliche Atrophie, die vor allem im Bereich der Streckmuskulatur besonders stark ausgeprägt war. Dementsprechend ergab sich bei den Prüfungen der elektrischen Erregbarkeit dieser Muskelgruppen eine komplette EaR.

Am 18.1.1958 fühlte sich der Patient so wohl wie schon lange nicht mehr. Er hatte kaum Schmerzen und das Schweregefühl der Zunge hatte sich völlig verloren. Am 19.1. hatte er sich, erfreut über die Besserung, sehr lange mit seinem Chef unterhalten und war am Abend ohne Medikamente (Analgetica) eingeschlafen. Plötzlich schrie er mitten aus dem Schlaf heraus auf, war in Schweiß gebadet und klagte über furchtbare Schmerzen in beiden Waden und Füßen, wobei er das Gefühl hatte, als ob ihm jemand mit glühenden Zangen die Beine abreißen wolle. Kurz darauf setzten heftigste Oberbauchschmerzen ein, gefolgt von unaufhörlichem galligem Erbrechen und, obwohl massive Dosen Alkaloide gegeben wurden, hielt dieser Zustand bis in die frühen Morgenstunden des 20.1. an, erst dann fiel der völlig erschöpfte Patient in den Schlaf. Bei der Visite am Morgen redete er völlig wirr durcheinander und war desorientiert.

Der Urin, den der Patient im Laufe des 20.1. entleerte, war nahezu schwarz. An der Diagnose Porphyrie konnte nunmehr kein Zweifel sein, und es überraschte daher nicht, daß die Untersuchungen der Porphyrine eine Erhöhung des Koproporphyrins auf 1300 γ und des Uroporphyrins auf 360 γ pro die, d. h. auf das 13- bis 20fache der Norm ergaben.

Für die Dauer von 3 Wochen bot der Patient das Bild einer Korsakow-Psychose und konnte sich Mitte Februar an diesen Zeitraum nicht mehr erinnern. Mit Auftreten der akuten Oberbauchschmerzen und der Porphyrinurie war es zu einer kompletten Tetraplegie gekommen und es mußte jederzeit mit einer Atemlähmung gerechnet werden. Obwohl sich Anfang März nach vorübergehender Rückbildung die Schmerzen wieder erheblich verstärkt hatten, ergab die Liquorkontrolle Anfang April einen völlig klaren Liquor, der Eiweißgehalt betrug nurmehr 2,0 Kafka, Zellzahl und Kurvenverlauf waren normal.

Ohne daß es noch einmal zu stärkeren Oberbauchattacken gekommen war, konnten am 1.4. im Sammelurin (Tagesmenge von 1450 cm³) 15,8 γ-⁰/₀ = 229,1 γ pro die Kopro- und 234 γ-⁰/₀ = 3393 γ pro die Uroporphyrin nachgewiesen werden.

Mitte April konnte der Patient eines Morgens plötzlich den linken Arm wieder bewegen und auch die Oberschenkelstreckmuskulatur rechts mehr als links etwas innervieren. Im Monat Mai blieb der Zustand weitgehend unverändert, verschlechterte sich dann aber noch einmal im Juni erheblich und der Patient war wiederum für einige Tage völlig verwirrt und anschließend wieder nicht mehr in der Lage, den linken Arm zu bewegen, während die grobe Kraft im rechten Arm seit Februar 1958 unverändert geblieben war. Die Beweglichkeit der nahezu skeletierten Hände war völlig aufgehoben.

In den Tagen, in denen die Schmerzen besonders heftig waren, konnten sie bereits durch das Hinzutreten an das Bett sowie durch einen leichten Druck auf die Bettdecke und auch schon durch laute Geräusche so erheblich verstärkt werden, daß der Patient laut aufschrie. Obwohl dem Pflegepersonal die Schwere der Erkrankung bekannt war, gab dieses

Verhalten immer wieder Veranlassung zu der Annahme, daß der Patient mit seiner demonstrativ erscheinenden Klagsamkeit nur seine „Sucht" nach Alkaloiden vertuschen wollte.

Bei den zwischenzeitlich immer wieder durchgeführten Elektrophoresen war nach Auftreten der akuten Oberbauchschmerzen und massiven Porphyrinurie Ende Januar konstant eine Vermehrung der α_1- und α_2-Globuline auf das Dreifache der Norm zu verzeichnen. Von den Leberfunktionsproben war der Takata ara mit 100 stets normal, das Weltmann-Band entsprechend der α_2-Vermehrung maximal verkürzt.

Obwohl seit Auftreten der ersten Krankheitserscheinungen inzwischen bereits 18 Monate vergangen waren, konnte von einem Stillstand noch keine Rede sein. Der stete Wechsel zwischen vorübergehender minimaler Rückbildung und Wiederauftreten der Paresen, vornehmlich in den proximalen Muskelgruppen, und die immer wieder überwiegend witterungsabhängig sich verstärkenden heftigen Schmerzen sowie das beängstigende Einschnürgefühl im Bereich der Hals- und Thoraxpartie wiesen darauf hin, daß der „Prozeß" nach wie vor schwelte und das Damokles-Schwert einer zentralen Atem- und Kreislauflähmung immer noch über dem Patienten schwebte.

Dieser Fall, den wir wohl zu Recht als „chronische Polyneuritis" bezeichnen können, ist nun nicht allein wegen seiner ungewöhnlichen Verlaufsform, sondern vor allem deshalb von Bedeutung, weil auch er die Gültigkeit der Auffassung bestätigt, daß es sich bei der Polyneuritis nicht um ein selbständiges Krankheitsbild, sondern nur um eine vorzugsweise auf das periphere Neuron beschränkte Reaktionsform des Organismus bei einer Allgemeinerkrankung handelt.

Die Ungewöhnlichkeit der Verlaufsform überrascht sogar um so weniger, als es lediglich von der jeweils im Vordergrund des klinischen Erscheinungsbildes stehenden Symptomatik abhängig ist, ob der Internist oder der Neurologe und Psychiater erst nach mehr oder weniger langer Zeit zu der Feststellung gelangt, daß sich hinter der „Maske" einer ihm wohlbekannten und als charakteristisch geltenden Erkrankung eine Porphyrie verborgen hielt.

Wenn wir in unserem Falle bereits zu Beginn an eine Porphyrie als Grundleiden gedacht hatten, die Bestätigung dieses Verdachtes jedoch erst 8 Monate nach Auftreten der ersten Krankheitserscheinungen erhielten, so dürfte zweifellos dieser Fall zu der auch schon von WALDENSTRÖM *geäußerten Vermutung berechtigen, daß es auch eine akute Porphyrie ohne Porphyrinurie gibt.*

Wie lange man jedenfalls auf die Bestätigung der Verdachtsdiagnose „Porphyrie" warten kann, wird durch einen weiteren Fall belegt, der uns im November 1957 wegen einer plötzlich aufgetretenen Erblindung eingewiesen wurde.

Fall 13: Heinz F. (kaufm. Angestellter), geb. 5. 9. 1921.

Der 36jährige Heinz F. war im Dezember 1955 wegen einer akut aufsteigenden Polyneuritis in der Inneren Klinik der Städt. Krankenanstalten K. zur Aufnahme gekommen und es hatten sich dort innerhalb weniger Wochen nach Abklingen der akuten Erscheinungen hochgradige Atrophien an allen Extremitäten entwickelt. Während die zunächst fast unerträglichen Schmerzen schon im Laufe der ersten 4 Wochen geschwunden waren und sich auch die Gefühlsstörungen und Mißempfindungen in den folgenden Monaten wieder weitgehend zurückgebildet hatten, war die grobe Kraft in den Armen und Beinen auch nach Ablauf eines Jahres nur in geringem Umfange wiedergekehrt.

Als der Patient 2 Jahre später in unsere Klinik kam, hätte man in Anbetracht der hochgradig symmetrischen Myatrophie, prima vista, ohne Kenntnis der Vorgeschichte am ehesten an eine Amyotrophe Lateralsklerose denken können, zumal die kleinen Handmuskeln besonders stark atrophiert waren. Die Untersuchungen ergaben jedoch außer einer distal ausgeprägteren Parese aller Extremitäten auch noch eine eindeutige Sensibilitätsstörung. Die Eigenreflexe waren sämtlich nicht auslösbar, pathologische Reflexe fanden sich nicht.

Wie schon erwähnt, hatte eine vor 4 Wochen aufgetretene Erblindung, die sich jedoch inzwischen bereits wieder völlig zurückgebildet hatte, Anlaß zur Einweisung in unsere Klinik gegeben. Da die hochgradigen Amyotrophien im Bereich aller Extremitäten als Restzustand einer Polyneuritis ungewöhnlich waren, tauchte im Zusammenhang mit der flüchtigen Amaurose der Verdacht auf, daß es sich bei F. als Ursache der Polyneuritis um eine Porphyrie gehandelt haben könne. Wie unsere Rückfragen bei der Inneren Klinik der Städt. Krankenanstalten K. ergaben, war auch schon während des dortigen Aufenthaltes von Dezember 1955 bis April 1956 an eine Porphyrie gedacht worden, jedoch hatte sich dieser Verdacht seinerzeit nicht bestätigt.

Wir wurden aber in der Annahme einer Porphyrie als Grundleiden um so mehr bestärkt, als die genaue Erhebung der Vorgeschichte ergab, daß dem Auftreten der Polyneuritis Anfang Dezember 1955 mehrere Tage anhaltende heftige Oberbauchkoliken vorausgegangen waren.

Die Aussichten, daß wir in diesem Falle den Nachweis einer Porphyrie führen konnten, waren sehr gering, zumal ja auch die Amaurose, die durchaus als isoliertes Symptom eines erneuten Schubes einer Porphyrie gedeutet werden konnte, schon wieder abgeklungen war. Auffällig war jedoch, daß der Patient noch einen burgunderroten Urin entleerte, und die daraufhin vorgenommenen Untersuchungen ergaben noch eine Uroporphyrinausscheidung von 226 γ pro die bei einer Gesamtmenge von 1100 cm³ Urin.

Dieser Fall ist ein erneuter Beweis dafür, daß in der Vorgeschichte der „Porphyriker" *abdominelle Beschwerden* so gut wie nie vermißt werden. Wie wir es besonders eindrucksvoll am Beispiel der „rezidivierenden Polyneuritis" zeigen konnten, wird aber den Angaben über gastrointestinale Störungen, zumal sie dem Auftreten einer Polyneuritis sowie anderen neurologischen Symptomen (siehe auch Fall 12) oft lange vorausgegangen sein können, keine weitere Beachtung geschenkt. Häufig werden jedoch auch, sofern man nicht ausdrücklich danach fragt, abdominelle Beschwerden, obwohl der Patient dieserhalb schon wiederholt behandelt wurde, von ihm gar nicht erwähnt, da er sie, ganz unter dem Eindruck seiner „Nervenkrankheit" stehend, für völlig belanglos hält.

Wie wir schon im Falle unseres Pat. Helmut D. zeigen konnten, wird man jedoch auch dann, wenn die Angaben zur Vorgeschichte den Verdacht einer Porphyrie als Grundleiden sehr nahelegen, unter Umständen lange auf die Bestätigung der Verdachtsdiagnose warten können. Wenn wir es daher mit WALDENSTRÖM nicht für unwahrscheinlich halten, daß es auch eine *Porphyrie ohne Porphyrinurie* geben kann, so wurden wir in dieser Auffassung durch einen weiteren Fall von chronischer Polyneuritis, bei dem uns der Nachweis einer Porphyrinurie jedoch nicht gelang, bestärkt. Es handelte sich in diesem Falle um einen erst 14 Jahre alten Jungen.

Fall 14: Lothar W. (Schüler), geb. 22. 11. 1943.

Von den Eltern des Schülers Lothar W. erfuhren wir, daß sie beide aus gesunden Bauernfamilien stammten. Beim Vater war jedoch während des Krieges ein Ulcus duodeni festgestellt worden und er klagte seitdem immer wieder einmal über stärkeres Sodbrennen. Ernstlicher erkrankt waren jedoch beide Eltern und auch ihre beiden Kinder Manfred und Rolf, die 6 Jahre jünger als der 1943 geborene Sohn Lothar waren, bisher nicht.

Das Kind Lothar hatte sich bis zum 10. Lebensjahr ebenfalls sehr gut entwickelt. Gegen Ende des 4. Schuljahres war der Lehrerin aber aufgefallen, daß der bis dahin sehr gesund wirkende Junge auffallend schläfrig war, und sie hatte daraufhin den Eltern den Rat gegeben, ihn einmal untersuchen zu lassen. Da die Kinderärztin bei ihm eine erhebliche Anämie feststellte, veranlaßte sie die Einweisung in die Kinderklinik, wo sich im März 1954 der Verdacht ergab, daß es sich bei dem Jungen um eine Paramyeloblasten-Leukämie handeln könne. Obwohl diese Diagnose durch wiederholte Blutbildkontrollen einschließlich

Sternalmarkausstrichen gesichert schien, erholte sich der Junge wider Erwarten sehr gut und nach Ablauf eines Jahres war das Blutbild wieder normalisiert.

Etwa im Mai/Juni 1955 klagte der Junge dann erstmalig über Schwierigkeiten beim Gehen, insbesondere über ein Schwächegefühl im rechten Bein, und die Eltern nahmen zunächst an, er habe sich wohl den Fuß verstaucht. Als aber nach wenigen Wochen auch ein Schwächegefühl im linken Bein auftrat, kam der Junge erneut in der Kinderklinik zur Aufnahme. Zu dieser Zeit knickte das Kind bereits beim Gehen in den Beinen ein, klagte aber nicht über Schmerzen. Es fand sich eine links stärker als rechts ausgeprägtere Peronaeus- und Tibialisparese. Die PSR waren noch gut, die ASR jedoch nicht mehr auslösbar. Der Junge gab zwar im Bereich des linken Fußes ein Taubheitsgefühl an, die Sensibilität war zu dieser Zeit jedoch noch völlig ungestört. Außer der Schwäche in den Beinen wurden von dem Jungen sonstige Beschwerden nicht geklagt, auffällig war aber, daß eine Stauungspapille von 2 Dptr. beiderseits bestand. Da während des 3wöchigen Klinikaufenthaltes eine Änderung nicht zu verzeichnen war, wurde der Junge auf Drängen der Eltern wieder nach Hause entlassen. Die Untersuchung des Liquor cerebrospinalis hatte kurz nach der Aufnahme eine Vermehrung der Zellzahl auf 86/3 und des Gesamteiweißes auf 2,0 Kafka ergeben; die wenige Tage vor der Entlassung durchgeführte Liquorkontrolle wies eine weitere Erhöhung der Zellzahl auf 286/3 auf, der Eiweißgehalt war mit 1,5 Kafka geringer als bei der ersten Untersuchung war normal.

Als der Junge Ende Februar 1958 erneut zur Aufnahme kam, war der interne Befund einschließlich Blutbild, Blutsenkung, Leberfunktionsproben und Magensaft völlig regelrecht, die Lähmungen waren jedoch jetzt so erheblich, daß der Junge zu uns verlegt wurde. Den Angaben der Eltern zufolge war die Schwäche in den Beinen seit der Entlassung aus der Kinderklinik im Juli 1955 jeweils nach einigen Wochen Stillstand „etappenweise" fortgeschritten. Schon im Juli/August 1955 hatte der Junge völlig unabhängig von der Nahrungsaufnahme häufiger erbrochen und über Bauchschmerzen geklagt. Besonders auffällig hatte er im Januar 1956 unter Übelkeit und Erbrechen zu leiden gehabt, aber auch, ohne daß es zum Erbrechen kam, immer wieder einmal plötzlich laut aufgeschrien „au, au, ich hab Bauchschmerzen, ich muß mich übergeben!". Im ganzen Monat Januar waren derartige „attackenförmige" Bauchschmerzen für die Dauer von 3 Tagen im Wechsel mit völliger Beschwerdefreiheit immer wieder aufgetreten. Nach Abklingen der Koliken hatte er jeweils die Schule, wohin er von den Eltern gebracht wurde, wieder besuchen können.

Während im Laufe des Jahres 1956 Oberbauchattacken, verbunden mit Übelkeit und galligem Erbrechen, nur noch gelegentlich vorgekommen waren, hatten sich diese Beschwerden in auffälliger Weise besonders heftig wieder im Januar 1957 eingestellt und ebenso wie schon im Januar 1956 war der Junge in diesem Monat besonders stark obstipiert gewesen.

Mit zunehmender Lähmung der Beine hatte sich nach den erneut äußerst heftig aufgetretenen Oberbauchschmerzen im Januar 1957 auch schon eine Ungeschicklichkeit und Schwäche in den Händen, rechts mehr als links, eingestellt. Als er dann im Anschluß an eine Grippe im August 1957 erstmalig wieder hatte aufstehen wollen, war er nach Aufsetzen der Beine auf den Boden sofort in sich zusammengesackt und seitdem war er nicht mehr zum Laufen gekommen. Im Frühjahr dieses Jahres hatte der Junge vorübergehend noch einmal über heftigere Oberbauchschmerzen von kurzer Dauer geklagt, seitdem waren derartige Beschwerden nicht mehr aufgetreten. Auffällige Verfärbungen des Urins waren von den Eltern nie bemerkt worden.

Bei unseren Untersuchungen ergab sich folgender neurologischer Befund: Beide Beine waren völlig gelähmt, PSR und ASR beiderseits erloschen und die Sensibilitätsprüfungen ergaben eine von den Knien nach distal zunehmende Hypästhesie für alle Qualitäten, die Tiefensensibilität war aufgehoben, sämtliche Muskeln der unteren Extremitäten waren elektrisch unerregbar. An den oberen Extremitäten waren die Eigenreflexe rechts schwächer als links auslösbar und die Streck- und Beugefähigkeit des rechten Armes war wesentlich geringer als links. An den Händen war die Streckung und Beugung links gegen Widerstand leicht überwindlich, rechts war sie aktiv völlig unmöglich. Blasen- und Mastdarmstörungen bestanden nicht, die Hirnnervenfunktionen waren ungestört, insbesondere waren auch am Augenhintergrund (1955 war eine Stauungspapille von 2 Dptr. festgestellt worden) krankhafte Veränderungen nicht nachweisbar. Die letzte Liquoruntersuchung, die kurz vor der

Verlegung zu uns erfolgt war, hatte einen regelrechten Befund ergeben. Weitere Liquoruntersuchungen wurden von dem Vater verweigert.

Obwohl die sehr charakteristische Vorgeschichte mit den immer wieder attackenförmig aufgetretenen Oberbauchbeschwerden und dem von den Eltern sehr gut beobachteten „etappenweisen" Fortschreiten der Lähmungen sowie zweifellos auch das vorübergehende Auftreten einer beiderseitigen Stauungspapille ohne sonstige Hinweise für das Vorliegen einer intrakraniellen Drucksteigerung zu der Annahme berechtigten, daß es sich auch in diesem Falle um eine „chronische Polyneuritis" auf dem Boden einer Porphyrie handele, war es uns bis zur Entlassung dieses Patienten trotz wiederholter Untersuchungen nicht möglich, den endgültigen Beweis hierfür zu erbringen [1].

b) Die Bedeutung der akuten Porphyrie in der Klinik und Differentialdiagnose

Berücksichtigt man nun, daß sowohl Krankheitserscheinungen von seiten der inneren Organe als auch psychische Veränderungen bei der Porphyrie schon über lange Zeit bestanden haben können, bevor neurologische Ausfallserscheinungen auftreten, die dann nicht selten in Form einer akut aufsteigenden Polyneuritis das Schicksal der schon seit Wochen und Monaten Erkrankten besiegeln, so bilden letztlich alle unsere mitgeteilten Beobachtungen keine besondere Ausnahme.

Sie bestätigen vielmehr lediglich unsere Auffassung, daß es einzig und allein von der jeweils im Vordergrund des klinischen Erscheinungsbildes stehenden Symptomatik abhängig ist, ob sich die Porphyrie auf Grund ihres Verlaufes hinter der „Maske" einer akuten oder rezidivierenden oder einer chronischen Polyneuritis verbirgt.

Die bisher als ungewöhnlich geltenden Fälle von rezidivierender und chronischer Polyneuritis liefern jedoch nicht nur einen besonders eindrucksvollen Beweis dafür, daß es sich bei der Polyneuritis lediglich um eine vorzugsweise auf das periphere Neuron beschränkte Reaktionsform des Organismus bei einer Allgemeinerkrankung handelt, sondern lassen zugleich ermessen, welche Bedeutung der Porphyrie in der gesamten Klinik und Differentialdiagnose zukommt.

Wenn die akute Porphyrie aber im Gegensatz zu anderen Leiden, die wir in Unkenntnis ihrer Ätiologie und Pathogenese ebenfalls als „genuin" zu bezeichnen pflegen, in der Differentialdiagnose bisher kaum eine Rolle gespielt hat, so kann dies sicher schon heute nicht mehr damit erklärt werden, daß sie selten sei.

Die akute Porphyrie wird vielmehr, wie wir zeigen konnten, nur deshalb selten diagnostiziert, weil die Zuordnung der sehr wechselhaften und außerordentlich vielgestaltigen „rätselhaften" Symptomatik zu einer Krankheitseinheit nicht möglich scheint.

---

[1] Inzwischen ist dieser Fall, bei dem es uns nicht möglich war, zu klären, ob es sich tatsächlich um eine „chronische Polyneuritis" auf dem Boden einer Porphyrie handele, ad exitum gekommen. Nach 5jährigem Krankheitsverlauf ergab die Obduktion und histologische Untersuchung, daß es sich um einen sehr ungewöhnlichen Fall von generalisierter Reticulose (siehe F. FUNK und A. STAMMLER, Fortschr. Neur. Psychiatr. 4, 1960) handelte. Interessant ist, daß in einem 1955 von ALLISON und GORDON mitgeteilten gleichartigen Fall auf Grund des klinischen Verlaufes zunächst auch eine akute Porphyrie in Erwägung gezogen wurde.

Obwohl das klinische Erscheinungsbild keinen Hinweis auf das Grundleiden gibt, dürfte jedoch, mehr als bisher, eine Einbeziehung der akuten Porphyrie in die Differentialdiagnose zu erwarten sein, wenn der Kliniker sich vergegenwärtigt, wie zahlreich die immer wieder zu Fehldiagnosen Anlaß gebenden „Masken" sind, hinter denen sich die akute Porphyrie verbergen kann.

Da sowohl Gastritis und Appendicitis, Nieren- und Gallenkoliken, Ileus, gedeckte Perforation und Tubargravidität, Hepatitis und Nephritis, Pankreatitis und Thyreotoxikose, als auch fokale und generalisierte Anfälle, Mononeuritis multiplex und Polyneuritis, Poliomyelitis und Meningitis, Hirnnervenlähmungen und Amaurosen, Stauungspapille und Opticusatrophie und psychische Veränderungen (Hysterie und exogene Psychosen), die als „Frühsymptom" isoliert oder während einer Krankheitsphase in mannigfacher Kombination auftreten können, zum klinischen Erscheinungsbild der akuten Porphyrie gehören, weist die Vielzahl der Krankheitserscheinungen eindeutig darauf hin, daß die *Polysymptomatologie* das *Charakteristikum* und *differentialdiagnostische Kriterium* der akuten Porphyrie ist.

Bemerkenswert ist nun, daß sich eine sehr wechselhafte und außerordentlich vielgestaltige „rätselhafte" Symptomatologie auch bei jener Krankheit findet, die wir ohne Kenntnis ihrer Ätiologie und Pathogenese, lediglich auf Grund eines als „charakteristisch" geltenden pathologisch-anatomischen Befundes als *Periarteriitis nodosa* bezeichnen.

Mag es zunächst, insbesondere von der Morphologie her gesehen, auch noch so unbegründet erscheinen, Periarteriitis nodosa und akute Porphyrie zueinander in Beziehung zu setzen, so glauben wir, hierzu aus differentialdiagnostischen Erwägungen allein deshalb berechtigt zu sein, weil auch die Periarteriitis nodosa, deren klinisches Erscheinungsbild schon 1866 von Kussmaul und Maier beschrieben wurde, sich bis zum heutigen Tage nicht in eine klinische Differentialdiagnose einfügen will.

B. Periarteriitis nodosa

Seit der Erstbeschreibung von Kussmaul und Maier im Jahre 1866 hat die Periarteriitis nodosa ihren Nimbus, als „Protheus" unter den Krankheiten zu gelten, nicht eingebüßt.

Ursprünglich als äußerst selten geltend, ist die Zahl der Mitteilungen über die Periarteriitis nodosa (P. n.) im pathologisch-anatomischen und klinischen Schrifttum seit den 20iger Jahren stetig angestiegen. Klinisch kann die Diagnose jedoch auch mit Hilfe der Probeexcision nur in etwa 10—15% der Fälle richtig gestellt werden. Der Anteil der P. n. am neurologischen Krankheitsgut ist heute wahrscheinlich aber schon ebenso groß wie der der sogenannten System-Erkrankungen.

Die P. n. kann jedenfalls nicht mehr als seltenes Krankheitsbild bezeichnet werden. Sie ist zweifellos häufiger, als bisher angenommen wurde; wenn auch die von Jahr zu Jahr ansteigende Zahl der Veröffentlichungen noch keinen Rückschluß auf eine tatsächliche Zunahme der P. n. erlaubt. Eine ungefähre Vorstellung über die Häufigkeit und den Anteil am allgemeinen Krankengut vermitteln aber Statistiken, denen zufolge das Sektionsverhältnis wenigstens 1 : 10 000 beträgt.

I. Zur pathologischen Anatomie

Schon lange vor der Beschreibung des polysymptomatischen Krankheitsbildes durch KUSSMAUL und MAIER (1866) ist der für die Bezeichnung „Periarteriitis nodosa" maßgebliche pathologisch-anatomische Befund bekannt gewesen. Bereits 1775 war von MATINI der Sektionsbefund eines Mannes, bei dem sich unzählbare Aneurysmen der kleinen Arterien fanden, mitgeteilt worden. Gleichartige Befunde waren von PELLETAN und ROKITANSKY (1810) erhoben worden und schon 1852 hatte ROKITANSKY in einer Denkschrift der Wiener Akademie unter dem Titel „Aneurysmabildung sämtlicher Arterien mit Ausnahme der Aorta und der meisten ansehnlichen primitiven Reste derselben, ferner mit Ausnahme der Gehirnarterien" auch auf die Eigentümlichkeit des Krankheitsbildes hingewiesen.

Welche Bedeutung die P. n. in den letzten 3—4 Jahrzehnten erlangt hat, geht am besten daraus hervor, daß erst 40 Jahre nach der von KUSSMAUL und MAIER im Archiv für klinische Medizin 1866 veröffentlichten Mitteilung „Über eine bisher nicht beschriebene eigenthümliche Arterienerkrankung (Periarteriitis nodosa), die mit Morbus Brightii und rapid fortschreitender allgemeiner Muskellähmung einhergeht", das Krankheitsbild im angelsächsischen Schrifttum (1908) erwähnt worden ist.

Diese Feststellung erscheint deshalb bemerkenswert, weil gerade die Zahl der nach dem 1. Weltkrieg, insbesondere aber seit den 30iger Jahren, im angelsächsischen Schrifttum erfolgten Mitteilungen (HARRIS 1939; RICH 1943) Veranlassung dazu gaben, von einer „stürmischen Entwicklung" der P. n. zu sprechen.

Die außergewöhnliche Schwierigkeit der klinischen Diagnose, die durch die Formulierung EDENs, daß man bei einer Vielzahl von Krankheitssymptomen, die sich nicht ohne weiteres zu einem einheitlichen Krankheitsbild zusammenfassen lassen, an eine P. n. denken sollte, treffend gekennzeichnet ist, wird verständlich, wenn man erfährt, daß auch die Morphologie nicht ohne weiteres in der Lage ist, einen, wie ursprünglich angenommen, charakteristischen Befund bei der P. n. zu erheben.

Das pathologisch-anatomische Bild der P. n. weist darauf hin, daß es sich um einen an die Arterien gebundenen entzündlichen Prozeß handelt, der vornehmlich muskuläre Arterien kleineren und mittleren Kalibers befällt, während größere Arterien nur über die Vasa vasorum in diesem Prozeß miteinbezogen werden können.

Der Meinung GRUBERs (1917, 1923, 1926, 1944) folgend, ist die Mehrzahl der Autoren der Auffassung, daß der Prozeß an der Media-Adventitia-Grenze als Ödem der Gefäßwand beginnt. Die sich daran anschließende Fibrinoidnekrose führt zu einer Zerstörung der elastischen Fasern, und es kommt damit einhergehend auch zu einer entzündlichen (zelligen) Infiltration in das perivasculäre Gewebe. Schreitet dieser Prozeß weiter fort, so dehnt er sich auch auf Adventitia und Intima aus. Die Proliferation des subendothelialen Bindegewebes führt bereits zu einer Verringerung des Gefäßlumens und oft auch schon zur Thrombose. Im Gefolge der weiteren cellulären Infiltration des nekrotischen Gewebes treten dann mehr und mehr mononucleäre Zellen auf und es kommt zur Fibroblastenbildung in der Adventitia und des nekrotischen Walles. Hieraus resultiert schließlich eine schwere Schädigung des Gefäßes mit bindegewebigen Knötchen, verdickter Intima und weitgehender Obliteration des Gefäßlumens. Es kommt dadurch einmal zu Ernährungsstörungen in den betroffenen Organen, andererseits führt die Wandschädigung, begünstigt durch eine

Druckerhöhung, zu aneurysmatischen Gefäßausbuchtungen und auch Gefäßzer-
reißungen.

Da alle Gefäßwandabschnitte, sowohl die Media als auch die Adventitia und
Intima betroffen werden, kann je nach Grad und Ausdehnung der histologischen
Veränderungen das Bild einer Endarteriitis, Mesarteriitis und Periarteriitis oder
Panarteriitis vorherrschen. RANDERATH (1954) weist sogar ausdrücklich darauf hin,
daß nach den neueren Erkenntnissen der Auffassung GRUBERs und v. ALBERTINIs
(1937), wonach die P. n. ihren Ausgang stets von der äußeren Media nehme, keine
generelle Bedeutung zukommen könne. Als Beweis führt er an, daß außer fibrinoiden
Nekrosen in der äußeren Media, die auf die Adventitia übergreifen, in den gleichen
Fällen an anderen Gefäßabschnitten des gleichen Organs auch fibrinoide Insuda-
tionen und Verquellungen in der Intima nachweisbar seien, so daß der Beginn
durchaus auch in der Intima liegen könne.

Gleichfalls hebt RANDERATH hervor, daß das Bild der P. n. morphologisch viel-
fältiger geworden sei. Der von KUSSMAUL und MAIER als charakteristisch beschriebene und für die Bezeichnung des klinisch völlig unklaren Krankheitsbildes maßgebliche pathologisch-anatomische Befund mit schon makroskopisch sichtbaren perl-
schnurartig oder rosenkranzförmig aneinandergereihten Gefäßwandknötchen werde
nur noch selten gesehen. Nach SILBERBERG (1924), IVENS (1923) u. a. werden die
aneurysmatischen Veränderungen nur in etwa 20%/o der Fälle beobachtet.

Wenn man, der Uneinheitlichkeit des pathologisch-anatomischen Bildes Rechnung
tragend, heute bereits eine Vielzahl von Synonyma, wie z. B. Polyarteriitis, disseminierte nekrotisierende Panarteriitis, generalisierte Angiitis, Panarteriitis, Polyarteriitis nodosa und andere Bezeichnungen verwendet, die zum Teil schon Eingang
in die Klinik gefunden und damit bereits zu einer erschwerten Orientierung im
Schrifttum geführt haben, so wird hierdurch sehr eindrucksvoll belegt, daß die
„descriptive Betrachtungsweise" eines Krankheitsbildes, sofern sie sich wie bei der
P. n. nur auf die Morphologie stützt, unzulänglich ist.

II. Zur Ätiologie und Pathogenese

Der keineswegs einheitliche und eindeutige pathologisch-anatomische Befund ist
jedoch nicht nur für die Bezeichnung des Krankheitsbildes, sondern ganz überwiegend bis auf den heutigen Tag auch für alle Deutungsversuche der Ätiologie und
Pathogenese maßgeblich gewesen.

Nachdem KUSSMAUL und MAIER erkennen mußten, daß die von ihnen beschriebenen Krankheitserscheinungen und die pathologisch-anatomischen Veränderungen
der Gefäße nicht, wie ursprünglich vermutet, auf einen Wurmbefall (Aneurysma
verminosum hominis) bezogen werden konnten, schlossen sie sich, wenn auch mit
Vorbehalt, der Meinung VIRCHOWs an, daß auf Grund gewisser Ähnlichkeiten des
pathologisch-anatomischen Bildes mit der Gefäßsyphilis, eine luische Genese der P. n.
am ehesten in Betracht komme.

Diese Auffassung schien in späteren Jahren noch eine wesentliche Stütze dadurch
zu erfahren, daß von den Erkrankten in der Vorgeschichte häufiger eine Lues angegeben wurde und in einem nicht geringen Prozentsatz der Fälle (etwa 8%/o) auch
eine positive WaR festgestellt werden konnte.

Während EPPINGER (1887), BENDA (1908) und HAMPEL (1933) annahmen, daß bei einer angeborenen Gefäßwandschwäche mechanische Momente (dauernder Hochdruck) eine wesentliche Rolle spielen könnten, glaubten andere Autoren (WRIGHT 1948; FERRARI 1903 u. a.), daß toxische und thermische Schäden von Bedeutung seien. Über lange Zeit herrschte auch die Meinung vor, daß bakterielle Infektionen als Ursache in Betracht kämen. Einzelne Mitteilungen (FRIEDRICHS und HARRIS 1922) schienen dieses Auffassung sogar zu bestätigen, jedoch ergaben zahlreiche Nachprüfungen (ERLANDSOHN 1931; MACAIGNE 1943; KLOTZ 1917; METZ 1931; NICAUD 1934), daß alle Versuche, aus dem Blut der an P. n. Erkrankten einen spezifischen Erreger zu züchten, erfolglos waren.

Außer einer Virus-Ätiologie, die nicht nur auf Grund experimenteller Übertragungsversuche, sondern auch durch ein endemisches Auftreten von P. n. bei Axishirschen im Park von Ludwigsburg diskutabel schien, glaubten zahlreiche Autoren (DEBRÉ, LEROUX, LELONG, GAUTIERS-VILLARS 1928), das Vorkommen von der humanen P. n. ähnlichen Gefäßveränderungen bei Tieren (Hirsch, Hund, Kalb und Schwein) als Beweis einer parasitären Übertragung werten zu können. Ebenso wie JORES (1924), glaubte BRUGSCH (1948), obwohl er zwar betonte, daß eine Übertragung auf Tiere noch zu keinem befriedigenden Ergebnis geführt habe, die infektiöse Natur der P. n. daraus folgern zu können, daß die P. n. offenbar nicht selten bei Schlächtern (bei 2 von 3 eigenen Beobachtungen handelte es sich um Schlächter) vorkomme.

Alle diese Auffassungen und Deutungsversuche über die Ätiologie und Pathogenese haben nicht nur keine Bestätigung gefunden, sondern sind als „antiquiert" heute diskussionslos geworden.

Der seit über 3 Jahrzehnten vorherrschenden Meinung nahezu aller Autoren zufolge handelt es sich bei der P. n. sowohl auf Grund der Morphologie als auch der klinischen Symptomatologie, um ein Krankheitbild, das zum allergisch-hyperergischen Formenkreis gerechnet werden muß.

Gestützt auf zahlreiche Studien über die Periarteriitis nodosa hat als erster GRUBER (1923) die Auffassung vertreten, daß für die P. n. ein allergischer Entstehungsmechanismus anzunehmen sei. Nach Durchsicht des einschlägigen Schrifttums gelangt man zu der Feststellung, daß die von GRUBER (1923) vertretene Auffassung über den allergischen Entstehungsmechanismus der P. n. zu einem „Glaubensbekenntnis" geworden ist, in das inzwischen auch noch eine Reihe anderer entzündlicher Gefäßwanderkrankungen (granulomatöse Arteriitis, Arteriitis temporalis und Arteriitis bei Erythematodes), die auf Grund ihrer morphologischen Prägung gerade in den letzten Jahren stärker diskutiert wurden, mit einbezogen worden sind.

Diese Entwicklung hatte zur Folge, daß man bestrebt war, zu einer Gruppenbezeichnung der „generalisierten Arteriitiden" einerseits und einer stärkeren Unterteilung in der Morphologie andererseits zu gelangen. So werden z. B. im amerikanischen Schrifttum (ZEEK 1952; ANDERSON 1953) die erwähnten Arteriitiden gemeinsam mit der P. n. unter der Gruppenbezeichnung „nekrotisierende Angiitiden" zusammengefaßt.

Mit der „klassischen P. n." haben alle diese Arteriitiden den mehr oder weniger stark ausgeprägten *generalisierten Charakter* und die Besonderheit des Auftretens *nekrotisierender Vorgänge* (RANDERATH) gemeinsam. Auf Grund dieser morphologischen Gemeinsamkeiten unterscheiden sich diese „nekrotisierenden Angiitiden"

(ZEEK 1952) wesentlich von anderen Arteriitiden, z. B. denen, die bei spezifischen Infektionskrankheiten (Fleckfieber, Lues und Tuberkulose) vorkommen können und von der gleichfalls als allergisch bedingt geltenden Thrombangiitis obliterans (Winiwarter-Bürger).

Die Annahme eines allergischen Entstehungsmechanismus für alle „generalisierten Arteriitiden" scheint zwar den Versuch einer pathogenetischen Einteilung zu rechtfertigen; eine ätiologische Einteilung ist jedoch, da die Ursache der Arteriitiden sehr mannigfaltig sein kann, nicht möglich, ja, sie wird sogar durch die Annahme eines allergischen Entstehungsmechanismus völlig illusorisch. Während v. ALBERTINI (1938) u. a. den Standpunkt vertreten, daß die allergische Genese der P. n. gesichert sei, glauben andere Autoren (KLINGE 1954; MEESSEN 1954; RANDERATH 1954), sich dieser Auffassung nicht völlig bedenkenlos anschließen zu können.

So wendet sich vor allem RANDERATH dagegen, daß die Morphologie zu einem pathogenetischen Einteilungsprinzip berechtigt sei, demzufolge die nekrotisierenden Angiitiden (ZEEK, ANDERSON) ohne weiteres als allergische Gefäßwandentzündungen zusammengefaßt werden können. Dieser Einwand scheint zunächst allein deshalb berechtigt, weil es eine klare und eindeutige, insbesondere aber eine allgemein gültige Definition des Begriffes „Allergie" bis heute noch nicht gibt. Die zurückhaltende Beurteilung hinsichtlich einer generellen Bedeutung des allergischen Faktors in der Pathogenese der nekrotisierenden Angiitiden, also auch der P. n., wird jedoch vor allem dadurch verständlich, daß die besten Kenner der Morphologie der experimentellen allergischen Entzündung, RÖSSLE (1932, 1933, 1937) und DOERR (1953), auf Grund ihrer umfangreichen Untersuchungen zu einer unterschiedlichen Interpretation des Allergie-Begriffes gelangten, die sich daraus erklärt, daß RÖSSLE unter Allergie die Reaktion des Gewebes, DOERR aber die Ursache, d. h. die Antigen-Antikörper-Reaktion (AAR) verstanden haben will.

Obwohl RANDERATH der Meinung ist, daß eine Synthese zwischen der Auffassung RÖSSLEs und DOERRs durchaus möglich sei, bekennt er sich mit v. ALBERTINI (1954 a, b) und LETTERER (1948, 1953) im Hinblick darauf, daß es morphologisch unmöglich sei, zu entscheiden, ob irgendeine entzündliche Reaktion auf einer Antikörperdiathese, also auf eine AAR im Sinne DOERRs zurückzuführen sei, zu der Auffassung, daß die Besonderheit der allergischen Entzündung nur in ihrer Vorgeschichte beruhe.

Im Gegensatz zu den pathetischen Äußerungen (KÄMMERER 1954, 1956), wonach die neuen Forschungen über die allergischen Gefäßerkrankungen „wie ein Scheinwerfer" plötzlich den inneren Zusammenhang einer ganzen Reihe ungenügend aufgehellter, scheinbar verschiedenartiger und vielgestaltiger Krankheitsbilder schlagartig beleuchtet hätten, besagt diese Feststellung kritischer Morphologen, daß in den letzten 35 Jahren noch keine endgültige Klärung darüber erbracht werden konnte, ob der von GRUBER (1923) postulierte „allergische Entstehungsmechanismus" für die P. n. allgemeine Gültigkeit hat.

Die ursprünglich begründet erscheinenden Hoffnungen, daß die Morphologie in der Lage wäre, Aufschluß über die Pathogenese der P. n. zu geben, haben sich somit nicht erfüllt!

Mit der Feststellung, daß die Besonderheit der allergischen Entzündung nur in ihrer Vorgeschichte beruhe (v. ALBERTINI, LETTERER), hat die Morphologie sogar eindeutig zum Ausdruck gebracht, daß eine Lösung des pathogenetischen Problems nur im Zusammenhang mit der Klinik zu erwarten und ganz überwiegend von ihren Erhebungen einschließlich der serologischen Befunde abhängig sei.

Sofern man die von der Morphologie erhobene Forderung, nach einem gemeinsamen Gesichtspunkt zu suchen, aus dem heraus Kliniker, Serologen und Morphologen das Phänomen der Allergie gemeinsam betrachten können, um zu einer Verständigung über den Allergiebegriff zu gelangen (RANDERATH 1954), unberücksichtigt läßt, hat es bei oberflächlicher Betrachtung durchaus den Anschein, als sei die Klinik in der Lage, die ihr von der Morphologie aufgebürdete Beweislast zu tragen. An Beobachtungen, die geeignet erscheinen, den von GRUBER inaugurierten „allergischen Entstehungsmechanismus" zu rechtfertigen, mangelt es der Klinik jedenfalls nicht.

Abgesehen davon, daß die Zahl der Fälle nicht gering ist, bei denen „allergische Vorkrankheiten" (Asthma, Rheuma etc.) sowie „sensibilisierende Infekte" (Angina, Appendicitis) nachweisbar sind, steht die Klinik heute ganz unter dem Eindruck, daß als Ursache einer Zunahme der verschiedenen Arteriitis-Formen und damit auch der P. n. seit der Sulfonamid-Ära (RICH 1943; GELFAND 1949) pharmako-allergische Faktoren eine Rolle spielen.

Die sich hieran anknüpfende Vorstellung, daß es in letzter Zeit offenbar zu einer Verschiebung des „ätiologischen Schwergewichtes" von der bakteriell-allergischen auf die pharmako-allergische Seite (BOCK 1954) gekommen sei, kann jedoch nicht darüber hinwegtäuschen, daß auch die Klinik, obwohl sie über *nahezu beweisende Indizien* verfügt, nicht in der Lage ist, zur Lösung des pathogenetischen Problems der P. n. mehr beizutragen, als sie es bisher vermocht bzw. versucht hat. Vorerst jedenfalls muß sich die Klinik mit der Feststellung begnügen, daß eine allergische Pathogenese der „klassischen P. n." des Menschen heute kaum weniger wahrscheinlich ist als zur Zeit GRUBERs.

III. Das klinische Erscheinungsbild der Periarteriitis nodosa

Von der Vorstellung ausgehend, daß der pathologisch-anatomisch nachweisbare nekrotisierende Gefäßwandprozeß für die klinische Symptomatologie der P. n. maßgeblich sei, ist seit der Erstbeschreibung durch KUSSMAUL und MAIER (1866) immer wieder der Versuch unternommen worden, das Krankheitsbild durch die Herausstellung von Kardinal-Symptomen und -Syndromen zu präzisieren. Obwohl die Zahl der klinischen Mitteilungen in den letzten 3 Jahrzehnten stetig zugenommen hat, sind jedoch alle diese Versuche bisher fehlgeschlagen.

Erfahren wir nun, daß bereits die ersten beiden von KUSSMAUL und MAIER beschriebenen Fälle dadurch gekennzeichnet waren, daß sie außer Krankheitserscheinungen von seiten der inneren Organe auch neurologische Ausfallserscheinungen und psychische Veränderungen boten, die während des wechselvollen Verlaufes zeitweilig sogar ganz im Vordergrund des Krankheitsgeschehens standen, so wird es in Anbetracht der ungewöhnlichen Mannigfaltigkeit der klinischen Symptomatologie verständlich, weshalb es ein allgemein gültiges und diagnostisch verwertbares Einteilungsprinzip bei der P. n. nicht geben kann.

So mannigfaltig wie die Krankheitserscheinungen, so vielfältig sind auch die Möglichkeiten zur Kombination von Symptomen zu Syndromen.

Die ungewöhnliche Symptomenvielfalt ist das Charakteristikum der Periarteriitis nodosa, die sich nur hin und wieder durch das von KUSSMAUL und MAIER beschriebene „klassische Syndrom" (Oberbauchschmerzen, Nephritis, Polyneuritis) zu erkennen gibt, in der Mehrzahl der Fälle aber bis zum Tode ihr „wahres Gesicht" hinter der „Maske" irgendeiner anderen Krankheit verbirgt.

Mit Recht kann daher die Periarteriitis nodosa als eine „Fundgrube" der Fehldiagnosen (BÜRGER 1953) *gelten!*

Im Laufe von nahezu 100 Jahren haben die Vorstellungen über die Ursachen der Polysymptomatologie der P. n. und die daraus resultierende Fähigkeit zur Nachahmung der verschiedenartigsten Krankheitsbilder keine wesentliche Änderung erfahren. Nach wie vor wird der Schlüssel zum Verständnis der mannigfaltigen Symptomatologie einzig und allein darin gesucht, daß es sich bei der P. n. um ein generalisiertes Gefäßleiden handele.

Die Richtigkeit dieser auch heute noch vorherrschenden Meinung wird jedoch dadurch in Frage gestellt, daß sich sehr häufig erhebliche Diskrepanzen zwischen dem klinischen Erscheinungbild und dem pathologisch-anatomischen Befund ergeben.

Abgesehen davon, daß der pathologisch-anatomische Befund allein keine befriedigende Erklärung für den wechselvollen Verlauf, das attackenförmige und rezidivierende Auftreten von Krankheitserscheinungen zu geben vermag, überrascht es nämlich immer wieder, wie ausgedehnt der morphologische Befund sein kann, obwohl der klinische Befund lediglich auf die Schädigung eines Organs oder eines Organsystems (Herz, Niere, Leber, Intestinaltrakt oder Zentralnervensystem) hinwies.

Andererseits kommt es aber auch nicht selten vor, daß der Nachweis einer P. n. auf dem Sektionstisch einen völlig überraschenden Befund darstellt.

In diesen Fällen kommt die P. n. weder als Todesursache in Betracht, noch lassen sich in der Vorgeschichte Hinweise dafür finden, daß zu irgendeinem Zeitpunkt Krankheitserscheinungen bestanden haben, die als Ausdruck einer P. n. hätten gewertet werden können.

Da diese Fälle durch die rein mechanistische Auffassung einer Abhängigkeit des klinischen Erscheinungsbildes von der Morphologie keine rechte Erklärung finden, erhebt sich die Frage, ob außer den nekrotisierenden Gefäßwandveränderungen nicht doch noch andere Faktoren dafür maßgeblich sind, daß uns die P. n. auch heute noch als ein völlig „rätselhaftes Krankheitsbild" imponiert.

Obwohl allein schon die Annahme eines „allergischen Entstehungsmechanismus" (GRUBER) der P. n. — der ja nicht nur für die Morphologie Geltung haben kann — hierzu hätte Veranlassung geben müssen, ist diese Frage bisher nicht ernsthafter diskutiert worden.

Nach den Fehlschlägen früherer Deutungsversuche hat sich die Klinik lediglich darauf beschränkt, durch hierzu geeignet erscheinende Fälle von Periarteriitis nodosa die Annahme eines „allergischen Entstehungsmechanismus" zu stützen. In ihren Bemühungen, zu einer Diagnose und Differentialdiagnose der P. n. zu gelangen, ist sie aber letztlich über eine Symptom-Registrierung nicht hinausgekommen.

Diese Symptomregistrierung hat jedoch immerhin den Wert, daß wir heute mit Sicherheit sagen können: nicht ein Symptom oder Syndrom, sondern die *Polysymptomatologie* ist das „Charakteristikum" und damit zugleich auch das einzige differentialdiagnostische Kriterium der Periarteriitis nodosa.

Da die *Polysymptomatologie* aber nicht ein *Privileg* der Periarteriitis nodosa, sondern auch das „Charakteristikum" der Porphyrie ist, scheint uns die Berechtigung zu einer auf einer rein deskriptiven Betrachtungsweise beruhenden Differential-diagnose beider Krankheiten um so eher gegeben, als die Ätiologie und Pathogenese beider Krankheiten noch unklar ist.

Wenn auch die in den letzten 3 Jahrzehnten im klinischen Schrifttum immer zahlreicher gewordenen Mitteilungen zu einer Revision der früher vorherrschenden Meinung, daß die P. n. eine äußerst seltene Krankheit sei, geführt haben, so bereitet der Versuch, ihre Symptomenvielfalt zu veranschaulichen, dennoch erhebliche Schwierigkeiten.

Die Allgemein-Symptome der P. n. sind ebenso uncharakteristisch wie die Organ-Symptome. Obwohl Temperatur, Blutbild und Blutsenkung schon zu einem Zeit-punkt, wo der Beschwerdekomplex noch völlig diffus ist und Organ-Symptome noch vermißt werden, einen Hinweis auf die Schwere der Erkrankung geben und jeden neuen Schub anzeigen können, bilden auch sie hinsichtlich der für die P. n. charak-teristischen Regellosigkeit der Symptomatik keine Ausnahme.

So überrascht es keineswegs, daß die Temperatur auf dem Höhepunkt der Er-krankung völlig normal sein kann, während sie in der ersten Krankheitsphase, in der eine Objektivierung der vom Patienten geklagten Beschwerden durch einen Organbefund noch nicht möglich ist, zusammen mit einer maximal beschleunigten Blutsenkung, hohen Leukocytose und hypochromen Anämie zur Annahme einer therapeutisch schlecht beeinflußbaren Sepsis berechtigt.

Bei einem völlig unklaren Krankheitsbild wird zwar eine schon in der ersten Stunde maximal beschleunigte Blutsenkung und eine vorliegende Eosinophilie, die jedoch nur in etwa 15% der Fälle vorkommt, an eine P. n. denken lassen, patho-gnomonisch sind jedoch auch diese Befunde nicht.

Unter den Organ-Symptomen, die isoliert oder in Kombination auftretend, es der P. n. ermöglichen, sich hinter der Maske verschiedenartiger Krankheiten zu ver-bergen, stehen die renalen (Nephritis, Nephrose, Urämie) und gastrointestinalen Symptome (kolikartige Oberbauchschmerzen, hartnäckige Obstipation, blutige Diar-rhoe, Magenulcera und Darmatonie) zweifellos im Vordergrund.

In gleicher Weise können jedoch außer kardialen und pulmonalen auch Sym-ptome, die auf eine Erkrankung der Leber und Galle, des Pankreas und der Milz, sowie der Gelenke und sogar eine Schädigung des erythropoetischen Systems hin-weisen, so vorherrschend sein, daß es verständlich ist, weshalb Bürger die Peri-arteriitis nodosa als eine „Fundgrube" der Fehldiagnosen bezeichnet hat.

Zu dieser Charakterisierung der P. n. berechtigt jedoch nicht nur die interne, sondern in gleicher Weise auch die neurologische Symptomatik, die sich nicht in dem Auftreten einer seit Kussmaul und Maier als „pathognomonisch" geltenden Neuritis und Polyneuritis erschöpft.

Welche Bedeutung die P. n. in den letzten Jahrzehnten gerade für die Neurologie erlangt hat, geht daraus hervor, daß allein dem uns zugänglichen Schrifttum zufolge neurologische Ausfallserscheinungen in etwa 60% der Fälle zu verzeichnen sind.

Wenn Vorgeschichte und Befund keinen Hinweis für eine voraufgegangene oder konkommittierende Erkrankung der inneren Organe (gastrointestinale und renale Symptome sowie sepsisartiger Temperaturverlauf) geben, wird den Neurologen aber allenfalls die ungewöhnliche Polysymptomatologie an eine Periarteriitis nodosa denken lassen.

Obwohl gerade die zentralnervösen Reiz- und Ausfallserscheinungen sehr vieldeutig sind, nehmen sie in der neurologischen Symptomatik der P. n. insofern eine gewisse Sonderstellung ein, als sie oft der erste und einzige Hinweis für ein dem unklaren Krankheitsgeschehen zugrunde liegendes Gefäßleiden sind. Die zentralnervösen Reiz- und Ausfallserscheinungen können daher, wenn sie in Kombination mit peripheren Nervenschädigungen oder zunächst völlig unklaren Krankheitserscheinungen der inneren Organe auftreten, zuweilen die Diagnose schon klinisch stellen lassen. Meist sind sie jedoch überhaupt das einzige Symptom, das den Patienten zum Arzt führt und auch eine noch so gründliche klinische Untersuchung vermag dann für das Grundleiden zunächst keinen Anhalt zu geben.

Vor welche Schwierigkeiten vor allem auch der Neurologe sich bei der Periarteriitis nodosa gestellt sieht, geht daraus hervor, daß die Skala der zentralnervösen Krankheitserscheinungen, hinter denen sich die P. n. verbirgt, vom apoplektischen Insult bis zur Meningitis reicht und Subarachnoidal- und Ventrikelblutungen, aber auch Krampfanfälle, die sowohl generalisiert als auch fokal auftreten, das erste Symptom sein können, ebenso wie isolierte Hirnnervenlähmungen und Augenhintergrundsveränderungen (Chorioretinitis, Stauungspapille und Opticusatrophie) zu einer Beurteilung des Krankheitsgeschehens führen, die sich oft erst auf dem Sektionstisch als Fehldiagnose erweist.

Die vornehmlich in Kombination mit zentralnervösen und peripheren Reiz- und Ausfallserscheinungen auftretenden, zuweilen aber auch ganz im Vordergrund des klinischen Bildes stehenden psychischen Veränderungen sind gleichfalls mannigfaltig und können sogar so ausgeprägt sein (Korsakow-Syndrom), daß sie Anlaß zur Einweisung in eine Heilanstalt geben.

Symptome, die auf eine Rückenmarksschädigung hinweisen, sind bei der P. n. sehr viel seltener. Es liegen auch nur vereinzelte Beobachtungen über Querschnittslähmungen vor (GRUBER, RICHARDSON 1928). Wir selbst konnten aber unlängst einen derartigen Fall beobachten.

Fall 15: Cornelius K. (Bau-Inspektor), geb. 25. 6. 1909.

Bei dem 46jährigen Patienten, der uns von der Chirurgischen Abteilung eines auswärtigen Krankenhauses unter der Verdachtsdiagnose „Kompressionsmyelitis" überwiesen wurde, ergab die Vorgeschichte, daß der früher nie ernstlicher kranke Patient im April 1955, als er abends noch in seinem Büro am Schreibtisch saß, plötzlich einen vom Rücken in beide Beine ausstrahlenden elektrischen Schlag bekommen hatte. Die Beine waren zunächst wie gelähmt, jedoch hatte er sich nach kurzer Zeit wieder aus dem Sessel aufrichten und, wenn auch mühsam, zu seiner Wohnung begeben können. In der Nacht hatte er keinerlei Schmerzen, war jedoch bei einem Aufstehversuch am nächsten Morgen so unsicher auf den Beinen, daß er sich wieder hinlegen mußte. Als er gegen Mittag stärkeren Harndrang verspürte, mußte er sehr lange pressen, um das Wasser los zu werden. Die starke Schwäche in den Beinen bestand jedoch nicht mehr und er konnte auch wieder zu seinem Büro gehen. Am darauffolgenden Tage war das bis dahin noch bestehende leichte Schwächegefühl in den Beinen völlig geschwunden, jedoch konnte er nunmehr trotz aller Anstrengung kein Wasser lassen. Der daraufhin aufgesuchte Urologe führte eine Elektroresektion der Prostata durch und nach 5 Wochen konnte er wie früher wieder spontan urinieren. Im Anschluß an diese Operation war er 3 Wochen zur Erholung und machte während dieser Zeit auch wieder ausgedehnte Wanderungen.

Ermutigt durch den guten Erfolg der Blasenoperation hatte er sich dann Mitte Juni 1955 entschlossen, wegen einer seit 3 Jahren bestehenden Analfistel gleichfalls eine Operation vornehmen zu lassen. Die Operation verlief gut und schon nach 5 Tagen konnte er wieder spontan Stuhl entleeren.

Nachdem er schon wieder eine Woche außer Bett gewesen und auch spazieren gegangen war, hatte er sich morgens nach der Visite noch einmal aufs Bett gelegt und war nach kurzer Zeit durch einen heftigen Schüttelfrost aus dem Halbschlaf geweckt worden. Innerhalb von 24 Std stellten sich dann noch 6 weitere Schüttelfröste mit Temperaturanstiegen über 40° ein. Nach Abklingen der Schüttelfröste am nächsten Tag mußte er dann feststellen, daß er unterhalb der Brustpartie kein Gefühl mehr hatte und die Beine derart geschwächt waren, daß er sie lediglich im Liegen noch etwas anziehen konnte. Einige Tage später wurde dann festgestellt, daß er im Bereich des Unterbauches links eine große Brandblase hatte, die offensichtlich von der Wärmeflasche herrührte, die er während der Schüttelfröste bekommen hatte. Er selbst hatte von dieser Verbrennung nichts gemerkt. Ebenso unbemerkt gingen seit den heftigen Schüttelfrösten Stuhl und Urin ab.

Bei der Aufnahme in unsere Klinik, die 3 Wochen nach Auftreten der Schüttelfröste erfolgte, bestand eine schlaffe Lähmung beider Beine mit Stuhl- und Harninkontinenz. Die BDR waren erloschen, PSR und ASR aber noch auslösbar. Pathologische Reflexe bestanden nicht. An den oberen Extremitäten war ein pathologischer Befund nicht zu erheben. Die Hirnnervenfunktionen waren intakt. Ab D_7/D_8 war die Temperatur- und Schmerzempfindung aufgehoben, während die epikritische Sensibilität erhalten war. Bei normalem Liquorbefund war jedoch eine erhebliche Senkungsbeschleunigung auffällig. Für einen destruierenden Wirbelsäulenprozeß gaben auch die Schichtaufnahmen keinen Anhalt. Einen Hinweis für die konstant hohe Senkungsbeschleunigung gaben einschließlich der entsprechenden Laborbefunde (Leber- und Nierenwerte, Elektrophorese usw.) auch die internistischen Untersuchungen nicht. Eine stärkere Leukocytose lag nicht vor.

Obwohl auch eine Hypertonie nicht bestand, erschien es uns unter Berücksichtigung der zweifellos schon im April 1955 passager aufgetretenen Querschnittslähmung und in Anbetracht der konstant hohen Blutsenkung sowie einer Eosinophilie und der bei ständig subfebrilen Temperaturen kurz nach der Aufnahme bei uns wieder auftretenden Schüttelfröste berechtigt, als Ursache des auf einen Verschluß der vorderen Spinalarterie hinweisenden neurologischen Syndroms eine Periarteriitis nodosa anzunehmen.

Abgesehen von der Beeinträchtigung durch die in den ersten Wochen fast jeden zweiten Tag auftretenden Schüttelfröste war das Allgemeinbefinden des sehr kräftigen und robusten Patienten recht gut. Der neurologische Befund blieb auch in der zweiten Woche nach der Aufnahme unverändert. Da Schüttelfröste in dieser Woche nicht mehr aufgetreten waren, fühlte der Patient sich sogar so wohl, daß er seine bis dahin bei ihm weilende Ehefrau bat, wieder einmal nach Hause zu fahren, um nach den Kindern zu sehen. In den frühen Morgenstunden des 17. 8. — Patient war am 2. 8. zur Aufnahme gekommen — kam er dann ganz plötzlich nach kurz vorausgegangenem Schüttelfrost unter den Zeichen einer Lungenembolie ad exitum.

Die Obduktion und histologische Untersuchung bestätigte die Annahme einer fast ausschließlich auf das Rückenmark beschränkten Periarteriitis nodosa sowie die als Todesursache angenommene Lungenarterien-Embolie.

Von größerer Bedeutung als die zentralnervösen und in der neurologischen Symptomatik der P. n. absolut vorherrschend sind die Reiz- und Ausfallserscheinungen des peripheren Nervensystems. Wie alle anderen Krankheitserscheinungen sind auch sie keinesfalls pathognomonisch, finden sich jedoch in etwa der Hälfte aller Fälle von Periarteriitis nodosa.

Sofern sie nach voraufgegangenen Oberbauchbeschwerden oder gar in Kombination mit gastrointestinalen und renalen Symptomen auftretend das „klassische Syndrom" der P. n. repräsentieren, lassen sie den Kliniker zuweilen die richtige Diagnose schon vor dem Pathologen stellen.

Mißempfindungen und sensible Reizerscheinungen können jedoch in Verbindung mit heftigen Schmerzen, die zunächst als „rheumatisch" gedeutet werden, über lange Zeit die einzigen Krankheitserscheinungen bleiben. In der Krankheitsphase, in der

über sensible Reizerscheinungen und über oft qualvolle Muskel- und Nervenschmer-
zen geklagt wird, weisen der schlechte Allgemeinzustand und die zu dieser Zeit
häufig schon stark beschleunigte Blutsenkung zunächst auf ein Neoplasma hin. Selbst
dann, wenn der Patient bereits eindeutige Sensibilitätsstörungen angibt, lassen die
diffuse Ausdehnung und der stetige Wechsel zunächst nicht annehmen, daß die geklagten Beschwerden organisch bedingt sind. Andererseits kann jedoch schon frühzeitig die Tiefensensibilität derart gestört sein, daß eine Ataxie resultiert und dieser
Befund in Zusammenhang mit den häufig geklagten Magenbeschwerden am ehesten
an eine funikuläre Spinalerkrankung oder bei schon vorhandener Areflexie der
unteren Extremitäten auch an eine Tabes dorsalis denken lassen.

Noch bevor eigentliche Paresen nachweisbar sind, können in Verbindung mit
massiven Sensibilitätsstörungen auch schon erhebliche trophische Störungen in Erscheinung treten, die, wie in einem von uns beobachteten Fall, so ausgeprägt sein
können, daß sie das Bild einer Syringomyelie oder Lepra mutilans nachahmen.
Ebenso ist es nicht selten, daß schon Muskelatrophien, wie wir sie bei nuclearen
Atrophien zu sehen gewohnt sind, vorliegen, obwohl eine Parese der betreffenden
Muskeln noch nicht deutlich ist und Sensibilitätsstörungen nicht vorliegen. Das
plötzliche Auftreten einer schlaffen Lähmung nach voraufgegangenen Muskel-
schmerzen und Fieberanstieg kann schließlich auch eine Poliomyelitis vortäuschen,
vor allem dann, wenn die proximalen Muskeln am stärksten betroffen sind.

Die in der neurologischen Symptomatik der P. n. im Vordergrund stehende Be-
teiligung des peripheren Nervensystems dokumentiert sich jedoch überwiegend in
dem Auftreten einer „Mononeuritis multiplex" und einer *symmetrisch verlaufenden
Polyneuritis.*

Die für die P. n. kennzeichnende Regellosigkeit der Symptomatologie tritt sogar
bei der „Mononeuritis multiplex" besonders deutlich zutage. Völlig wahllos ist an
den verschiedenen Gliedmaßen — zuweilen auch in Kombination mit Hirnnervenausfällen — ein peripherer Nerv hier, ein anderer da betroffen und im Verlauf des
Krankheitsgeschehens kann ein stetiger Wechsel zwischen Rückbildung und Wiederauftreten peripherer Nervenausfälle zu verzeichnen sein.

Ebenso ungewöhnlich wie das Bild der „Mononeuritis multiplex" ist das der
symmetrisch verlaufenden Polyneuritis, die sich einmal nach voraufgegangener
Mononeuritis multiplex entwickeln, aber auch ohne jegliche Vorboten auftreten
kann. Fast immer treten in diesen Fällen die sensiblen hinter den motorischen Ausfällen weit zurück, und es werden starke Schmerzen geklagt, denen in der Mehrzahl der Fälle schon frühzeitig, vor Ausprägung des neurologischen Krankheitsbildes
aufgetretene, nur durch Alkaloidgaben zu kupierende Oberbauchattacken vorausgegangen sind, die meist mit Fortschreiten der Polyneuritis immer wieder in Erscheinung treten.

Nach akutem Beginn kann es auch bei der symmetrischen Polyneuritis überraschend schnell zu einer Rückbildung kommen, jedoch ist die symmetrisch verlaufende Polyneuritis, die ausnahmsweise auch in Form der Landryschen Paralyse
rasch aufsteigen und innerhalb weniger Stunden zum Exitus führen kann, vornehmlich durch einen mehr chronisch intermittierenden Verlauf gekennzeichnet.

Da alle neurologischen Symptome bei der P. n. völlig isoliert auftreten und über
lange Zeit ohne interne Begleitsymptome bleiben können, ist es allenfalls das ungewöhnliche Bild der „Mononeuritis multiplex", das zwar gelegentlich auch einmal

durch eine Carcino- oder Sarkomatose nachgeahmt werden kann, welches schon klinisch den Verdacht auf eine P. n. nahelegt. Selbst bei diesem für die P. n. „typischen" neurologischen Erscheinungsbild läßt sich jedoch die Bestätigung der Verdachts-Diagnose durch eine Probeexcision auch nur in wenigen Fällen erbringen.

Es ist sogar keineswegs selten, daß gerade bei den Fällen mit ausgeprägter neurologischer Symptomatik ein der Schwere des klinischen Erscheinungsbildes adäquater pathologisch-anatomischer Befund nicht erhoben werden kann und nekrotisierende Gefäßwandveränderungen im Bereich der vasa nervorum auch bei genauer histologischer Untersuchung überhaupt vermißt werden.

Hier tritt dann die Diskrepanz zwischen Klinik und Morphologie besonders deutlich zutage, und so sind es gerade die Fälle mit im Vordergrund stehender neurologischer Symptomatik, die berechtigte Zweifel an der Richtigkeit der heute noch vorherrschenden Meinung aufkommen lassen, wonach der Schlüssel zum Verständnis der mannigfaltigen Symptomatologie einzig und allein darin zu suchen sei, daß es sich bei der P. n. um ein generalisiertes Gefäßleiden handele.

C. Die Polysymptomatologie als Charakteristikum und differentialdiagnostisches Kriterium der akuten Porphyrie und Periarteriitis nodosa

Wenn daher immer wieder die Frage auftaucht, ob außer den nekrotisierenden Gefäßwandveränderungen nicht noch andere, uns bisher unbekannte Faktoren dafür maßgeblich sind, daß uns die P. n. als ein völlig „rätselhaftes" Krankheitsbild imponiert, so ist ein Vergleich mit der Porphyrie, mag er auch von der Morphologie her gesehen als noch so unbegründet gelten, für die Klinik um so näherliegend, als die Ähnlichkeit der Symptomatologie — insbesondere der neurologischen — beider Krankheiten so frappierend ist, daß es durchaus berechtigt erscheint, die Periarteriitis nodosa und die Porphyrie als „Geschwisterkrankheit" zu bezeichnen.

So verschieden die vermeintliche Ätiologie auch sein mag, so dürfte die Bezeichnung „Geschwisterkrankheit" schon deshalb berechtigt sein, weil die frappierende Ähnlichkeit der klinischen Symptomatologie von Periarteriitis nodosa und Porphyrie die Vermutung nahelegt, daß bei beiden Krankheiten die Symptomatologie, von Fall zu Fall verschieden, jeweils durch die Reaktionsweise des Organismus bei einer Allgemeinerkrankung bestimmt wird; es also für das klinische Erscheinungsbild zunächst gar nicht so entscheidend ist, ob als Ursache der Erkrankung morphologische oder physiologisch-chemische Kriterien für maßgeblich erachtet werden.

Wenn wir nun die Auffassung vertreten haben, daß es einzig und allein von der jeweils im Vordergrund des klinischen Erscheinungsbildes stehenden Symptomatik abhängig ist, ob sich die Porphyrie auf Grund ihres Verlaufes hinter der „Maske" einer akuten oder rezidivierenden oder einer chronischen Polyneuritis verbirgt, so trifft dies in gleicher Weise auch für die Periarteriitis nodosa zu.

Ebenso wie die Porphyrie verläuft nämlich auch die Periarteriitis nodosa keineswegs selten in Schüben mit zum Teil jahrelangen Remissionen, und außer akuten sind auch bei der Periarteriitis nodosa, die zudem ebenso wie die Porphyrie in jedem

Lebensalter auftreten kann, Verlaufsformen bekannt (Fishberg 1923; Kvale 1946; Nicaud 1946; Wright 1948 u. a.), die sich über eine sehr lange Zeit erstrecken können.

Zu der Ähnlichkeit der Symptomatologie kommt also noch die der Verlaufsform hinzu, so daß es um so mehr berechtigt erscheint, die Periarteriitis nodosa und Porphyrie als „Geschwisterkrankheiten" zu bezeichnen.

Eine wesentliche Stütze würde diese Auffassung schließlich durch diejenigen Beobachtungen (Erlandson 1931; Lundquist 1931; Garcin und Lapresle 1950) erfahren, bei denen es sich um eine Kombination von akuter Porphyrie und Periarteriitis nodosa handelte.

Wenn auch bis heute noch nicht sicher entschieden werden kann, ob zwischen beiden Erkrankungen tatsächlich eine engere Beziehung besteht, so kann jedoch allein auf Grund der klinischen Symptomatologie angenommen werden, daß wahrscheinlich auch bei der Porphyrie dem vasculären Faktor (Denny-Brown 1945; Schreus und Carrié, Sciarra, Waldenström u. a.) eine Bedeutung zukommt.

So müssen z. B. die ebenso wie bei der Periarteriitis nodosa im Vordergrund des klinischen Erscheinungsbildes stehenden intermittierenden Bauchbeschwerden unseres Erachtens um so mehr an rein gefäßbedingte Schmerzen denken lassen, als ja auch bei der Porphyrie das Erscheinungsbild durchaus dem sog. Ortnerschen Symptomenkomplex (Dyspragia intestinalis angiosclerotica intermittens) entspricht.

Die auf Grund der Ähnlichkeit des gesamten klinischen Erscheinungsbildes naheliegende Annahme einer engeren Beziehung beider Krankheiten zueinander kann aber vorerst durch pathologisch-anatomische Befunde nicht erhärtet werden·

Immerhin hat die Porphyrie jedoch im Vergleich zur Periarteriitis nodosa bislang in der Morphologie nur wenig Beachtung gefunden. Hierfür dürfte nun zweifellos nicht unmaßgeblich sein, daß ursprünglich angenommen wurde (Waldenström), der Porphyrie liege überhaupt kein anatomischer Befund zugrunde, sondern es handele sich hierbei lediglich um eine rein chemische Störung ohne anatomisches Korrelat.

Wenn diese ursprüngliche Auffassung auch sicherlich nicht zutreffend ist, so hat es jedoch auf Grund der bisher vorliegenden pathologisch-anatomischen Befunde den Anschein, daß primäre morphologische Veränderungen, bis auf die wenigen Fälle (Erlandson und Lundquist, Garcin und Lapresle, Grogg 1951, und Waldenström), in denen ebenso wie bei der Periarteriitis nodosa nekrotisierende Gefäßveränderungen gefunden wurden, bei der Porphyrie offenbar selten sind.

Diese Diskrepanz zwischen morphologischem Befund und offensichtlich „gefäßabhängiger" Symptomatologie hat daher auch (Denny-Brown, Sciarra 1945 u. a.) zu der Vermutung Anlaß gegeben, daß möglicherweise die Ursache der klinischen Symptomatologie bei der Porphyrie allein in einer intermittierenden Ischämie zu suchen sei und es demzufolge nur dann zur Ausbildung der überwiegend am Rückenmark und den peripheren Nerven nachweisbaren mikroskopischen Veränderungen komme, sofern die „funktionelle" Störung lange genug gedauert habe.

Unabhängig davon, daß die endgültige Beantwortung der Frage, ob nicht doch Gefäßwandveränderungen auch bei der Porphyrie häufiger sind, als es bisher der Fall zu sein scheint, erst weitere und umfangreichere pathologisch-anatomische Untersuchungen zulassen werden, kommt jedoch zweifellos der Annahme rein funktioneller Störungen als Ursache des gesamten klinischen Erscheinungsbildes und der histologisch nachweisbaren, überwiegend sekundären Veränderungen eine Bedeutung insofern zu, als ja auch der Schlüssel zum Verständnis der mannigfaltigen Symptomatologie der Periarteriitis nodosa sicherlich nicht einzig und allein darin gesucht werden kann, daß es sich bei ihr um ein generalisiertes Gefäßleiden handelt.

Diese Auffassung erscheint uns jedenfalls ebensowenig zutreffend wie diejenige, daß die Porphyrine allein die Ursache einer der Periarteriitis nodosa spiegelbildlichen Symptomatologie bei der Porphyrie sein könnten.

Wenn uns auch bis heute die tieferen Ursachen und Zusammenhänge beider Krankheiten noch verborgen sind und unser Unvermögen nicht zuletzt vor allem seinen Ausdruck darin findet, daß es bis jetzt weder bei der Periarteriitis nodosa noch bei der Porphyrie eine erfolgversprechende Behandlung gibt, so sollte dennoch die nicht mehr zu übersehende Übereinstimmung von Symptomatologie und Verlaufsform beider Krankheiten auch für die Morphologie und Serologie bzw. physiologische Chemie die Veranlassung dazu geben, Periarteriitis nodosa und Porphyrie unter dem Aspekt der „Geschwisterkrankheit" zu betrachten; eine Notwendigkeit, über die es in der Klinik wohl kaum mehr eine Diskussion geben kann.

Literatur

ABDERHALDEN, A.: Ein Fall von Porphyrinurie. Hoppe-Seylers Z. physiol. Chem. 106, 178 (1919).

ABRAHAMS, A., C. J. GAVEY and N. MACLAGAN: Fatal case of acute porphyria with unusual features. Brit. med. J. 1947, 327.

ALBERTINI, A. v.: Über Periarteriitis nodosa, Kussmaul-Maier. Schweiz. med. Wschr. 1937, 103.

— Die Bedeutung der allergischen Pathogenese bei der Arteriitis. (Diskussionsbemerkung.) Verh. dtsch. Ges. inn. Med. 1954.

— Bedeutung der Allergielehre für die Pathologie. Schweiz. Z. allg. Path. 17, 1 (1954).

— und A. GRUMBACH: Die experimentelle Streptokokken-Infektion des Kaninchens in ihren Beziehungen zur Herdinfektion. Erg. Path. 33, 314 (1937).

— und H. NABHOLZ: Über Periarteriitis nodosa. Schweiz. med. Wschr. 1938, 1397.

ALBRECHT, K.: Rezidivierende Polyneuritis (Landry). Berliner Gesellschaft f. Psychiatrie u. Nervenkrankheiten, Sitzung v. 11. 3. 1929.

ALTHAUSEN, T. L.: Zur Frage der Leberschädigung bei der acuten Porphyrie. Beobachtungen an 3 Fällen. Klin. Wschr. 1931, 1016.

ANDERSON, W. A. D.: Pathology. Mosby-Comp. St. Louis, 2. Aufl. 1953.

ANDRÉ, M.: Rezidivierende Guillain-Barrésche Polyradiculitis in pseudotabischer Form. J. belge Neur. Psychiat. 97, 605 (1940).

ANDRÉ-THOMAS: Rezidivierende Facialisdiplegie mit einem polyneuritischen Syndrom und Hyperalbuminose des Liquor cerebrospinalis. Rev. neurol. 38, I, 650 (1931).

ARKIN, A.: Clinical and pathological study of periarteriitis nodosa: report of 5 cases, one histologically. Ann. J. Path. 6, 401 (1930).

BACKER-GRÖNDAHL, N.: Porphyrie ohne Porphyrine. Acta chir. scand. 76, 227 (1935).

BAGGENSTOSS, A. H., R. M. HICK and H. I. POLLEY: The effect of cortisone on the lesions of periarteriitis nodosa. Am. J. Path. 27, 537 (1951).

BAKER, A. B., and C. J. WATSON: The central nervous system in porphyria. J. Neurol. Psychopath. 4, 68 (1945).

BALÓ, J.: Über eine Häufung von Periarteriitis nodosa-Fällen, nebst Beiträgen zur Polyneuritis infolge von Periarteriitis nodosa. Virchows Arch. 259, 773 (1926).

— Über die Ursache der im Verlaufe von Periarteriitis nodosa vorkommenden Polyneuritiden. Z. Neur. 134, 71 (1931).

Baló, J., und E. Nachtnebel: Über die Periarteriitis nodosa auf Grund von 9 neuen Fällen. Virchows Arch. **272**, 478 (1929).

Becker, J.: Zur Frage der rezidivierenden Polyneuritis. Dtsch. Z. Nervenheilk. **175**, 1 (1956).

— Zur Klinik der primären spinalen Durchblutungsstörungen (Verschluß der vorderen Spinalarterie). Nervenarzt **1958**, 16.

— Chronische Polyneuritis. Nervenarzt **1958**, 510.

— Polyneuropathie? Nervenarzt (z. Z. im Druck).

—, und H. Esser: Zur Klinik der Porphyrie. Dtsch. Z. Nervenheilk. **173**, 359 (1955).

Beesten, C. v.: Ein Fall von Polyneuritis recurrens. Diss. Göttingen 1898.

Benda, C.: Über die sog. Periarteriitis nodosa. Arch. path. Anat. **199**, 214 (1910).

Bernstein, A.: P. n. without peripherical nodules diagnose ante mortem. Amer. J. med. Sci. **190**, 317 (1935).

Best, W. R., and G. Fine: Periarteriitis nodosa and multiple myeloma; report of simultaneous occurence in patient receiving Stilbamidin. Ann. intern. Med. **34**, 1472 (1951).

Bingel, A.: Ein Fall von rezidivierender Polyneuritis unbekannter Ätiologie mit rezidivierender Alopecie. Dtsch. Z. Nervenheilk. **121**, 47 (1931).

— Die Bedeutung der Porphyrie für die Pathogenese gewisser neurologischer Zustandsbilder. 2. Jahresvers. der Ges. Deutsche Neurologen u. Psychiater Frankfurt a. M. 22. bis 25. 8. 1936.

— Über Porphyrie. Fortschr. Neur. Psychiat. **9**, 267 (1937).

Birath, G.: Akute Porphyrie. Nord. Med. **12**, 1531 (1936).

Blanke, J.: Fokal-Infektion als Ursache einer unter dem Symptomenbild des Guillain-Barré verlaufenden rezidivierenden Polyneuritis. Nervenarzt **1943**, 354.

Bock, H. E.: Die Bedeutung der allergischen Pathogenese bei der Arteriitis. Verh. dtsch. Ges. inn. Med. **1954**, 391.

Bock, K. D.: Die gefäßbedingten Nierenerkrankungen. Med Klin. **1957**, 1025.

Bodechtel, G.: Differentialdiagnose neurologischer Krankheitsbilder. Stuttgart: G. Thieme 1958.

Bonduelle, M.: Les manifestations neurologiques de la porphyrie aigue. (Essai de synthèse clinique.) Presse méd. **1950**, 479.

Borst, M., und H. Königsdörfer: Untersuchungen über Porphyrine. Leipzig: G. Thieme 1936.

Bostroem, A.: Über toxisch aufsteigende Lähmung mit Hämatoporphyrie; zugleich ein Beitrag zur Auffassung der Landryschen Paralyse. Z. Neur. **56**, 181 (1920).

Bregmann, L. E.: Pseudo-athetotische Bewegungen in einem Fall von Polyneuritis recidivans. Zbl. ges. Neurol. Psychiat. **37**, 599 (1918).

Brenner, F.: Zur Kenntnis der Hirnveränderungen bei Periarteriitis nodosa. Frankfurt. Z. Path. **51**, 479 (1938).

Brown, W. L., and H. O. Williams: Recurrent haemotoporphyrinuria with toxic symptoms not due to sulphonal. Lancet **1909**, 1105.

Brugsch, J. Th.: Untersuchungen des quantitativen Porphyrinstoffwechsels bei gesunden und kranken Menschen. Z. exp. Med. **95**, 471 (1935).

— Die klinische Bedeutung der Porphyrine. Erg. ges. Med. **20**, 423 (1935).

— Die secundären Störungen des Porphyrinstoffwechsels. Erg. inn. Med. **51**, 86 (1936).

— Porphyrie. J. A. Barth 1952.

— Lehrbuch der inn. Med. I. Bd. Berlin-München: Urban & Schwarzenberg 1948.

— und D. Grümer: Die Stellung der Leber im Porphyrin-Stoffwechsel. Verh. dtsch. Ges. inn. Med. **1954**, 520.

Bürger, M.: Klinische Fehldiagnosen. Stuttgart: G. Thieme 1953.

Büssow, H.: Polyneuritis und delirante Psychose bei Achylia gastrica. Nervenarzt **11**, 198 (1938).

Carrié, C.: Die Porphyrie. Ihr Nachweis, ihre Physiologie und Klinik. Leipzig: G. Thieme 1936.

Churg, J., and L. Strauss: Allergic granulomatosus, allergic angiitis and periarteriitis nodosa. Amer. J. Path. **27**, 277 (1951).

Clark, E. E., und H. E. Lawrence: Über einen Fall von akuter Porphyrie. J. Nerv. Dis. **108**, 502 (1948).

Cookson, G. H., and C. Rimington: Porphobilinogen. Biochem. J. **57**, 476 (1954).

Cottier, H., und W. Vogt: Periarteriitis und Appendektomie. Dtsch. med. Wschr. **1957**, 638.

Courville, C. H., and V. R. Mason: Acute ascending (Landry) paralysis with acute idiopathic hematoporphyria. Arch. of Neur. **25**, 848 (1931).

Debré, R., J. Leroux, M. Lelong et Gautiers-Villars: La première observation française de periartérite noueuse. Un cas de Kussmaul chez un enfant. Arch. de méd. des enfants. **31** (1928), zit. n. E. Werner, Diss. Düsseldorf 1935.

Déjérine-Klumpke, Mdm.: Les polynévrites en général et des paralysis et atrophies saturnines particulier. Paris 1889, zit. n. Remak und Flatau.

Denny-Brown, D., and D. Sciarra: Changes in the nervous system in acute porphyria. Brain **68**, 1 (1947).

Discombe, G.: Acute porphyria. Brit. med. J. **1948**, 659.

—, and J. L. D'Silva: Acute idiopathic porphyria. Brit. med. J. **1945**, 491.

Dobriner, K.: J. Biol. Chem. **113**, 1 (1936), zit. n. Vanotti in Hdb. inn. Med. Bd. V/2. Springer 1955.

—, and C. P. Rhoads: The porphyrins in health and disease. Physiol. Rev. **20**, 416 (1940).

Dörken, H.: Kritische Bemerkungen zum Problem der akuten Porphyrie. Verh. dtsch. Ges. inn. Med. **1954**, 522.

Doerr, R.: Die Immunitätsforschung. Bd. VI u. VII. Die Anaphylaxie. Wien: Springer 1953.

Duesberg, R.: Toxische Porphyrie. Münch. med. Wschr. **1932**, 1821.

— Zur Physiologie und Pathologie des Hämoglobinstoffwechsels. Verh. dtsch. Ges. inn. Med. **1948**, 371.

Edens, E.: Krankheiten des Herzens und der Gefäße. Berlin: Springer 1929.

Ehrenberg, L.: Zur Kasuistik der mit Landryscher Paralyse einhergehenden Porphyrinurie. Klin. Wschr. **1923**, 1508.

Ehrich, W. E.: Nature of collagen diseases. Amer. Heart J. **43**, 121 (1952).

Eichhorst, H.: Polyneuritis recurrens. Korresp.-Bl. schweiz. Ärz. 1890.

Eichler, P.: Zur Kenntnis der akuten genuinen Hämatoporphyrie. Z. Neur. Psychiat. **141**, 363 (1932).

Elste, E. R.: Porphyrie: Ein selten diagnostiziertes intern-neurologisches Krankheitsbild. Münch. Med. Wschr. **1957**, 1021.

Eppinger, H.: Pathogenesis der Aneurysmen einschl. des Aneurysma equi verminosum. Arch. klin. Chir. (Suppl.) **1** (1887).

Erbslöh, W.: Zur Pathologie und pathologischen Anatomie der toxischen Polyneuritis nach Sulfonalgebrauch. Dtsch. Z. Nervenheilk. **23**, 197 (1902—03).

Erlandson, S.: Neurologische Krankheitsbilder bei Periarteriitis nodosa. Acta psychiat. (Kbh.) **6**, 369 (1931).

Euzière, J., P. Pages et Ch. Combier: Rezidivierende Polyneuritiden. Rev. neur. **84**, 343 (1951).

Falk, J. E., and A. Bensen: Separation of uroporphyrinesters I and II by paper chromatographie. Biochem. J. (London) **55**, 101 (1953).

Fallot, P.: Stoffwechsel der Blut- und Gallenfarbstoffe. In Tannhausers Lehrbuch des Stoffwechsels und der Stoffwechselkrankheiten. Stuttgart: G. Thieme 1957.

Ferrari, E.: Über Polyarteriitis acuta nodosa und ihre Beziehungen zur Polymyositis und Polyneuritis acuta. Beitr. path. Anat. **34**, 350 (1903).

Ferrat-Marton, J.: Zwei Fälle von Erregungszuständen bei akuter Porphyrie. Schweiz. med. Wschr. **1938**, 1209.

Fischer, H.: Über das Urinporphyrin. Hoppe-Seylers Z. physiol. Chem. **95**, 34 (1915).

— Über das Koproporphyrin. Hoppe-Seylers Z. physiol. Chem. **96**, 148 (1915).

— Über Blut und Gallenfarbstoffe. Erg. Physiol. **15**, 791 (1916).

— Über Hämin und Porphyrine. Verh. dtsch. Ges. inn. Med. **1933**, 7.

— Fortschritte der Chlorophyllchemie. Naturwissenschaften **1940**, 401.

— und K. Hilger: Zur Kenntnis der natürlichen Porphyrine. 8. Mitt. Hoppe-Seylers Z. **138**, 49 (1924).

— und H. Libowitzki: Auftreten von Uro- bzw. Koproporphyrin. Hoppe-Seylers Z. physiol. Chem. **241**, 220 (1930).

FISHBERG, A. M.: Zur Kenntnis der Periarteriitis nodosa, insbesondere der Histiopathogenese. Arch. path. Anat. **240**, 483 (1923).

FRICK, E.: Allergie und Nervensystem. Dtsch. med. Wschr. **1957**, 2229.

GARCIN, R., und J. LAPRESLE: Neurologische Manifestationen der Porphyrie. Semaine Hôp. **1950**, 3404.

GEISSLER, J.: Zur Kenntnis der Porphyria acuta. Klin. Wschr. **1939**, 378.

GELFAND, M., and S. ARONOFF: Periarteriitis nodosa; Possible relation to the increased use of sulfonamides. Ann. Int. Med. **30**, 919 (1949).

GIBSON, Q. H., D. C. HARRISON and D. A. D. MONTGOMERY: Case of acute porphyria. Brit. Med. J. **1950**, 275.

GRANICK, S.: Enzymatic conversion of δ-amino levulinic acid to porphobilinogen. Science **120**, 1105 (1954).

GRAY, CH. H.: Acute porphyria. Report of a case. Arch. intern. Med. **85**, 459 (1950).

— C. RIMINGTON and S. THOMSON: A case of chronic porphyria associated with recurrent jaundice. Quart. J. Med. **17**, 123 (1948).

GRIFFITH, G. C., and I. L. VURAL: Polyarteriitis nodosa. A correlation of clinical and post mortem findings in 17 cases. Circulation **1951**, III, 481.

GRINSTEIN, M., R. A. ALDRICH, W. HAWKINSON and C. J. WATSON: Isotopic study and hemoglobin metabolism in a case of porphyria. J. biol. Chem. **179**, 983 (1949).

GROCCO, P.: Contribuzione allo studio e anatomo patologico delle nevrite multiple primitiva. Milano 1885, zit. n. REMAK und FLATAU.

GROGG, E.: Zur Frage der nervösen Veränderungen bei akuter Porphyrie. Schweiz. Arch. Neur. **67**, II, 292 (1951).

GROSSE-BROCKHOFF, F.: Pathologische Physiologie. Berlin-Göttingen-Heidelberg: Springer 1950.

GROTEPASS, W.: Zur Kenntnis des im Harn auftretenden Porphyrins bei Bleivergiftung. Hoppe-Seylers Z. **205**, 193 (1932).

GRUBER, G. B.: Über die Pathologie der Periarteriitis nodosa. Zbl. Herz- u. Gefäßkr. **9**, 45 (1917).

— Zur path. Anatomie der Periarteriitis nodosa. Arch. path. Anat. **245**, 123 (1923).

— Kasuistik und Kritik der Periarteriitis nodosa. Zbl. Herz- u. Gefäßkr. **18**, 1 (1926).

— Die Frage der Periarteriitis nodosa. Z. Kreisl.-Forsch. **1944**, 400.

GRUND, G.: Über Hämatoporphyrie mit Polyneuritis. Zbl. inn. Med. **44**, 810 (1919).

GÜNTHER, H.: Die Hämatoporphyrie. Arch. klin. Med. **105**, 89 (1912).

— Über die akute Hämatoporphyrie. Arch. klin. Med. **134**, 257 (1920).

— Die Bedeutung der Hämatoporphyrine in Physiologie und Pathologie. Erg. Path. (Lubarsch-Ostertag) **20**, 602 (1922).

— Hämatoporphyrie. In SCHITTENHELMs Hdb. der Krankheiten des Blutes und der blutbildenden Organe. Berlin: Springer 1925.

HABERLAND, K.: Ein Fall von Panarteriitis disseminata necrotica. (Periarteriitis nodosa.) Mschr. Psychiatr. **121**, 78 (1951).

HAFT, H., B. E. FINNESON, H. CRAMER and R. FIOL: Periarteriitis nodosa as a source of subarachnoid hemorrhage and spinal cord compression. Report of a case and review of the literature. J. Neurosurg. **14**, 608 (1957).

HAINING, R. B., and T. S. KIMBALL: Periarteriitis nodosa. Amer. J. Path. **10**, 349 (1934).

HAMPEL, E.: Zwei ungewöhnliche Fälle von Periarteriitis nodosa. Z. Neur. **146**, 355 (1933).

HARRIS, A. W.: Chron. progressive (endotoxische) Polyneuritis. Brain **48**, 368 (1935).

— G. W. LYNCH and J. P. O'HARE: Periarteriitis nodosa. Arch. intern. Med. **63**, 1163; **64**, 610 (1939).

—, and W. D. NEWCOMB: Ein Fall von rezidivierender hypertrophischer Neuritis. Brain **52**, 108 (1929).

HARRIS, W. H., and A. V. FRIEDRICHS: The experimental production of periarteriitis nodosa in the rabbit with a consideration of the specific causal excitant. J. exp. Med. **36**, 219 (1922).

HEIDENREICH, R.: Über die Periarteriitis nodosa. Ärztl. Wschr. **1949**, 407.

HEINECKE, E.: Über toxische Hämatoporphyrie mit Amaurose. Diss. Göttingen 1912.

Hernando, T.: La porphyrie: ces manifestations digestives, cutanées et oculaires. Biol. méd. (Paris) 36, 293 (1938).

Hierons, R.: Changes in the nervous system in acute porphyria. Excerpta med. VIII, Neur. 8, 859 (1955).

— Changes in the nervous system in acute porphyria. Brain 80, II, 176 (1957).

Higier, H.: Zur Klinik der rezidivierenden Formen der Polyneuritis, Myelitis und Meningo-encephalitis. Z. Neur. 104, 453 (1926).

Hijmans van Den Bergh, A. A., R. Dellaert, W. Grotepass, R. Nyssen et L. van Bogaert: Étude clinique, anatomique et chémique d'un cas de porphyrie idiopathique. Ann. méd. 42, 510 (1937).

— und W. Grotepass: Ein bemerkenswerter Fall von Porphyrie. Wien. klin. Wschr. 1937 830.

Hinsberg, K., und K. Lang: Medizinische Chemie. München-Berlin: Urban & Schwarzenberg 1951.

Hochrein, M.: Zur Behandlung der Periarteriitis nodosa. Med. Klinik 1951, 1367.

Holland, G., und A. Schümeyer: zit. n. Vanotti in Hdb. inn. Med. Bd. VI/2, Springer 1944.

Hoppe-Seyler, F.: Medizinisch-chemische Untersuchungen. Berlin 1871.

Hopps, H. C., and P. W. Wissler: The experimental demonstrations of generalized arteriitis and periarteriitis. J. Lab. clin. Med. 31, 939 (1946).

Hoesch, K.: Über akute Porphyrie. Zbl. inn. Med. 1942, 321 u. 361.

— Die Pathothensäurebehandlung der Porphyrie. Dtsch. med. Wschr. 1947, 252.

Hoestermann, E.: Über rekurrierende Polyneuritis. Dtsch. Z. Nervenheilk. 51, 116 (1914).

Hösslin, R. v.: Die Schwangerschaftslähmungen der Mütter. Arch. Psychiat. Nervenkr. 40, 445 (1905).

Hug, R.: Über die Bedeutung von exogenen Faktoren bei akuter Porphyrie. Diss. Zürich 1945.

Hungerland, H., und U. Greifelt: Die Periarteriitis nodosa im Kindesalter. Arch. Kinderheilk. 139, 12 (1950).

Hübner, G., und H. Koch: Über die Periarteriitis nodosa. Med. Klin. 1952, 1385.

Ivens, W. H. I.: zit. n. Nabholz, Schweiz. Z. allg. Path. 2, 112 (1939).

Jaklitsch, H., und R. Zigeuner: Über cerebrale Symptome bei Periarteriitis nodosa unter besonderer Berücksichtigung der Liquorveränderungen. Dtsch. Z. Nervenheilk. 171, 474 (1954).

Jakobsen, V. C.: Periarteriitis nodosa. A. M. A. Arch. Path. 16, 595 (1933).

Joergensen, J., and K. Eith: Acute Porphyria. Lancet 1947 I, 307.

Joest, E., und J. Harzer: Über Periarteriitis nodosa beim Schwein. Beitr. path. Anat. 69, 85 (1921).

Jones, G. M.: Periarteriitis nodosa with case reports. Ann. intern. Med. 16, 920 (1942).

Jores, L.: In Henke-Lubarsch Hdb. spez. Path. Anat. und Histolog. II. Berlin: Springer 1924.

Kämmerer, H.: Ausgewähltes über Porphyrin, Hämatin und Hämverbindungen. Dtsch. Arch. klin. Med. 195, 388 (1949).

— Zur allergischen Genese der Arteriitis. Verh. dtsch. Ges. inn. Med. 1954, 417.

— und H. Michel: Allergische Diathese und allergische Erkrankungen. München: J. F. Bergmann 1956.

Kazmeier, F.: Zur Pathogenese der Polyneuritiden unter besonderer Berücksichtigung des Guillain-Barréschen Syndroms. Dtsch. Z. Nervenheilk. 160, 10 (1949).

— Symptomatologie und Differentialdiagnose der Periarteriitis nodosa. Med. Welt 1951, 774.

Keith, H. M., and A. H. Baggenstoss: Primary arteriitis (Periarteriitis nodosa) among children. J. Pediat. 18, 494 (1941).

King, B. C.: The clinical diagnosis of periarteriitis nodosa. Ann. intern. Med. 32, 466 (1950).

Klinge, F.: Die Bedeutung der allergischen Pathogenese bei der Arteriitis. (Diskussionsbemerkung.) Verh. dtsch. Ges. inn. Med. 1954.

Klotz, O.: Periarteriitis nodosa. J. med. Res. 37, 481 (1917).

Környey, St.: Die Bedeutung der Porphyrine in der Pathogenese der Wernicke-Korsakow-schen Krankheit. Vortr. 3. Internat. Neurol. Kongreß, Kopenhagen 1939.

Kommerzell, B.: Allergische Arteriitis. Dtsch. Med. Wschr. 1958, 387.

Korsakow, S.: Eine psychische Störung, combinirt mit multipler Neuritis (Psychosis poly-neuritica s. Cerebropathia psychica toxaemica). Z. psychiat. gerichtl. Med. 46, 475 (1890).

Kramer, D. W., and P. K. Perilstein: Periarteriitis nodosa in Diagnosis and Treatment of vascular Disorders (Angiology) — Samuels —. The Williams and Wilkins Company, Baltimore 1956.

Kratzenstein, E.: Über einen Fall von akuter Porphyrie. Klin. Wschr. 1934, 1651.

Kussmaul, A., und R. Maier: Aneurysma verminosum hominis. Arch. klin. Med. 1, 125 (1866).

— — Über eine bisher nicht beschriebene eigenthümliche Arterienerkrankung (Periarteriitis nodosa), die mit Morbus Brightii und rapid fortschreitender allgemeiner Muskellähmung einhergeht. Arch. klin. Med. 1, 484 (1866).

Kvale, W. F.: Peripheral vascular diseases. W. B. Saunders Comp. 1946.

Langen, C. D., und W. Grotepass: Zur Frage des Porphyrinstoffwechsels beim Auf- und Abbau des Blutes. Acta med. scand. 94, 245 (1938).

Larjansko: zit. n. Vanotti in Hdb. inn. Med. Bd. VI/2, Springer 1944.

Laubender, W., und K. Monden: Experimentelle chronische Schlafmittelvergiftung und Porphyrinurie. Naunyn-Schmiedebergs Arch. 188, 562 (1938).

Letterer, E.: Allergie — morphologisch gesehen. Ärztl. Wschr. 1948, 196.

— Über normergische und hyperergische Entzündung. Dtsch. med. Wschr. 1953, 764.

Löffler, W.: Über Porphyrinurie mit akuter aufsteigender Paralyse. Korresp.-Bl. schweiz. Ärz. 49, II, 1871 (1919).

Loogen, F.: Über die Periarteriitis nodosa. Z. klin. Med. 1952, 182.

Lovshin, L. L., and J. W. Kernohan: Peripheral neuritis in Periarteriitis nodosa: a clinico-pathologic study. Arch. intern. Med. 82, 321 (1948).

Lowry, P. T., R. Schmid, V. E. Hawkinson, S. Schwartz and C. J. Watson: Porphyria: clinical manifestations in relation to chemical findings. Minneapolis Univ. Hosp. Bull. 22, 97 (1950).

Lüpke, F.: Über Periarteriitis nodosa bei Axishirschen. Verh. dtsch. path. Ges. 1906, 1949.

Lüthy, F.: Über die Erblichkeit der Porphyrie. Schweiz. med. Wschr. 1933, 1149.

Lundquist, C. W.: Neurologische Krankheitsbilder bei Periarteriitis nodosa. Acta psychiat. (Kbh.) 6, 381 (1931).

Lyons, H. A.: Acute Porphyria with spinal fluid changes. Ann. intern. Med. 33, 711 (1950).

Macaigne, R., et P. Nicaud: Les lésions de la périartériite noueux à forme chronique. Ann. anat. path. 11, 235 (1934).

Mackay, M. E., T. McLardy and S. Harris: A case of periarteriitis nodosa of the central nervous system. J. ment. Sci. 96, 470 (1950).

Macken, J., J. Vandael, G. Tverdy et L. van Bogaert: Déterminations nerveuses de la périartériite noueux. Acta. neurol. psychiat. belg. 51, 217 (1957).

Magendantz, H.: Ein Fall von akuter Porphyrie. Nervenarzt 9, 76 (1936).

Magun, R., und O. Tölken: Beitrag zum neurologischen Bild der akuten Porphyrie. Medizinische 1958, 754.

Mancke, R., und R. Peper: Zur Problematik der Periarteriitis nodosa. Schweiz. med. Wschr. 1957, 918.

Marinesco, C., et S. Draganesco: Sur la forme myélo-neuro-myopathique de la maladie de Kussmaul. Ann. méd. 22, 154 (1927).

Masugi, M., und Y. Sato: Über die allergische Gewebsreaktion der Niere; zugleich ein experimenteller Beitrag zur Pathogenese der diffusen Glomerulonephritis und der Periarteriitis nodosa. Virchows Arch. Path. Anat. 293, 612 (1934).

Meessen, H.: Zum Problem der allergischen Pathogenese der Arteriitis. Verh. dtsch. Ges. inn. Med. 1954, 385.

Metz, W.: Die geweblichen Reaktionserscheinungen an der Gefäßwand bei hyperergischen Zuständen und deren Beziehung zur Periarteriitis nodosa. Beitr. path. Anat. 88, 17 (1931).

Meyer, H. A.: Beiträge zur Klinik und Pathologie der Periarteriitis nodosa. Diss. Hamburg 1930.

MICHELI, F., e G. DOMINICI: Familiäre Porphyrinurie mit polyneuritischen Symptomen. Minerva med. (Torino) **1930** II, 469 u. 505.
— Über zwei Fälle von familiärer Porphyrie mit letalem Ausgang. Dtsch. Arch. klin. Med. **171**, 154 (1931).
MIRUS, E.: Beitrag zur Stellung des Guillain-Barréschen Syndroms im Rahmen der Polyneuritis. Dtsch. Z. Nervenheilk. **150**, 39 (1940).
MÖLLER, F., und ST. PERSSON: Porphyrinurie mit Landry'scher Paralyse. Sv. Läk.-Tidn. **1934**, 1001.
MOESCHLIN-SANDOZ, Y.: Klinischer und histologischer Befund bei einem Fall von Periarteriitis nodosa. Schweiz. Med. Wschr. **1941**, 728.
MULDER, G. I. M., und H. VAN GOLDOVOER: J. f. prakt. Chem. **32**, 186 (1844) zit. n. GÜNTHER 1912.
MUNDY, W. L., W. G. WALKER, H. A. BICKERMAN and G. J. BECK: Periarteriitis nodosa. Report of a case treated with ACTH and Cortisone. Amer. J. med. **11**, 630 (1951).
NABHOLZ, H.: Periarteriitis nodosa generalisata KUSSMAUL-MAIER. Schweiz. Z. allg. Path. **2**, 112 (1939).
NESBITT, S.: Akute Porphyrie. J. Amer. med. Assoc. **124**, 286 (1944).
—, und C. H. WATKINS: Akute Porphyrie. Amer. J. med. Sci. **203**, 74 (1942).
NEUHOLD, R.: Periarteriitis nodosa der Gehirngefäße. Wien. Z. Nervenheilk. **4**, 282 (1952).
NOEL, R.: Die akute paroxysmale Porphyrie und ihre neurologischen Symptome. Acta neurol. psychiat. belg. **52**, 611 (1952).
NOELL, W.: Die entzündliche Polyneuritis. Dtsch. Z. Nervenheilk. **150**, 119 (1940).
OLIVER, J. L.: Nonsyphilitic interstitial keratitis and bilateral deafuess (Cogans's Syndrome) associated with periarteriitis nodosa. New England J. Med. **248**, 24 (1953).
OLIVERO, C.: Achyla gastrica und Polyneuritis. Rivista critica di Clinica medica **14**, 536 (1913).
OPPENHEIM, H.: Beiträge zur Pathologie der multiplen Neuritis und Alkohol-Lähmung. Z. klin. Med. **11**, 232 (1886).
— Lehrbuch der Nervenkrankheiten. Berlin: S. Karger 1913.
PAARMANN, H.: Über Schäden des Zentralnervensystems bei acuter Porphyrie. Frankfurt. Z. Path. **65**, 527 (1952).
PAGEL, W.: Polyarteriitis nodosa and „rheumatic" disease. J. clin. Path. **4**, 137 (1951).
PAKOZDY, K.: Graviditätspolyneuritis mit 3 Rezidiven außerhalb der Schwangerschaft. Dtsch. med. Wschr. **1929** II, 1509.
PALMER, H. W.: Ein Fall von akuter Hämatoporphyrie mit akuter aufsteigender Lähmung. Ann. intern. Med. **13**, 150 (1940).
PARKER, H. L., and J. W. KERNOHAN: The central nervous system in periarteriitis nodosa. In Symposion on P. n. Proc. Mayo Clin. **24**, 43 (1949).
PENTSCHEW, A.: Intoxikationen. In Hdb. spez. Path. Anat. u. Histolog. Erkrankg. ZNS. XIII/II/B Springer 1957.
PÉRON, N., P. DROUGET et M. GOULON: Porphyrinurie mit Polyneuritis. Rev. neur. **81**, 752 (1949).
PETTE, H.: Zur Klinik und Anatomie der Periarteriitis nodosa. Z. Neur. **49**, 164 (1928).
— und ST. KÖRNYEY: Zur Histologie und Pathogenese der akut entzündlichen Formen der Landryschen Paralyse. Z. Neur. **128**, 390 (1930).
RABL, R.: Die Bedeutung der allergischen Pathogenese bei der Arteiitis. (Diskussionsbemerkung.) Verh. dtsch. Ges. inn. Med. **1954**.
RANDERATH, E.: Die Bedeutung der allergischen Pathogenese bei der Arteiitis. Verh. dtsch. Ges. inn. Med. **1954**.
RAU, L.: Akute idiopathische Porphyrie. Lancet **1940** II, 647.
REMAK, E., und E. FLATAU: Neuritis und Polyneuritis. „Die recurrirende (rezidivirende) Polyneuritis." In Nothnagels Hdb. d. spez. Pathologie u. Therapie. Bd. XI. Wien: A. Holder 1904.
RICH, A. R., and J. E. GREGORY: Experimental demonstration, that periarteriitis nodosa is a manifestation of hypersensitiv. Bull. Johns Hopk. Hosp. **72**, 65 (1943).
RICHARDSON, M.: Läsionen des Zentralnervensystems bei Periarteriitis nodosa. Z. Neur. **115**, 626 (1928).

RIEBELING, C.: Pathophysiologie der Psychosen. Fortschr. Neur. **22**, 181 (1954).

RÖSSLE, R.: Die geweblichen Äußerungen der Allergie. Wien Klin. Wschr. **1932**, 609.

— Allergie und Pathergie. Klin. Wschr. **1933**, 575.

— Zur Kritik der allergischen Entzündung. Virchows Arch. **299**, 359 (1935).

ROKITANSKY, C.: Über einige der wichtigsten Krankheiten der Arterien. Denkschrift der königl. Akademie der Wissensch. **4**, 1 (1852).

ROSE, M. H., D. LITTMANN and J. HOUGHTON: Polyarteriitis nodosa: a clinical and pathological study and report of 6 cases. Ann. intern. Med. **32**, 1114 (1950).

ROTH, E.: Über zwei besondere Fälle von chronischer Porphyrie. Arch. klin. Med. **178**, 185 (1935).

— Bleivergiftung und Porphyrie. Z. klin. Med. **129**, 123 (1935).

ROTH, N.: The neuropsychiatric aspects of porphyria. Psychosom. Med. **7**, 291 (1945).

ROTHMANN, P. E.: Hämatoporphyrinurie. Amer. J. Dis. Child. **32**, 111 (1926).

SACHS, P.: Ein Fall von akuter Porphyrie mit hochgradiger Muskelatrophie. Klin. Wschr. **1931**, 1123.

SALÉN, S.: Ein Fall von Hämatoporphyrinurie. Nord. med. T. **11**, 151 (1936).

SARRE, H.: Die Bedeutung der allergischen Genese bei der Arteriitis. Verh. dtsch. Ges. inn. Med. **1954**, 413.

SCHALTENBRAND, G.: Die Nervenkrankheiten. Stuttgart: G. Thieme 1951.

SCHEID, W.: Die Zirkulationsstörungen des Gehirns und seiner Häute. In Hdb. inn. Med. V/3 Berlin-Göttingen-Heidelberg: Springer 1953.

SCHELLER, H.: Die einzelnen Formen der Polyneuritis. In Hdb. inn. Med. Berlin: Springer 1939.

— Die Erkrankungen der peripheren Nerven. Hdb. inn. Med. V/2, Berlin-Göttingen-Heidelberg: Springer 1953.

SCHLIER, J.: Recurrierende Polyneuritis. Z. klin. Med. **37**, 86 (1899).

SCHMID, R., and S. SCHWARTZ: Experimental porphyria in rabbits. J. clin. Invest. **31**, 659 (1952).

— — and D. SUNBERG: Erythropoetic (congenital) porphyria: a rare abnormality of the normoblasts. Blood. **10**, 416 (1955).

— — und C. J. WATSON: Neuere Ergebnisse auf dem Gebiete der Porphyrien. Acta haematol. (Basel) **10**, 150 (1953).

— — — Porphyrin content of bone marrow and liver in the various forms of porphyria. Arch. intern. Med. **93**, 167 (1954).

SCHMIDT, P. R.: Neurologische und psychische Störungen bei Porphyrinkrankheiten. Fortschr. Neurol. Psychiat. **1952**, 422.

SCHREUS, H. TH.: a) Zur Physiologie und Pathophysiologie der Porphyrinausscheidung. Klin. Wschr. **1953**, 745.

— b) Ergebnisse und Probleme der Porphyrinforschung. Klin. Wschr. **1934**, 121.

— c) Ergebnisse und Probleme der Porphyrinforschung. (Nachtrag zur Mitt. Klin. Wschr. **1934**, 121.) Klin. Wschr. **1934**, 334.

— d) Welches isomere Koproporphyrin wird bei Blutzerfall ausgeschieden? Klin. Wschr. **1935**, 1717.

— e) Porphyrie und Krankheitssymptome durch Porphyrine (Porphyrinopathie). Strahlenther. **61**, 649 (1938).

— und C. CARRIÉ: a) Beitrag zur Methodik des Porphyrin-Nachweises im Harn. Klin. Wschr. **1931**, 1017.

— — b) Beobachtungen bei einem Fall von kongenitaler Porphyrie. Dermat. Z. **1931**, 347.

— — c) Weitere Mitteilung zur quantitativen Porphyrinbestimmung im Harn. Klin. Wschr. **1933**, 146.

— — d) Über den Zusammenhang der Symptome der Bleivergiftung mit der Porphyrinausscheidung auf Grund von Untersuchungen bei Bleikranken. Z. klin. Med. **125**, 330 (1933).

— — e) Abbau des Blutfarbstoffes zu Protoporphyrin durch Leber und andere Organe. Nachweis einer Fermentwirkung. (I. Mitt.) Klin. Wschr. **1934**, 1070.

— — f) Bildung eines Gallenfarbstoffes durch fermentativen Abbau des Blutfarbstoffes durch Leber. (II. Mitt.) Klin. Wschr. **1934**, 1073.

SCHREUS, H. TH., und C. CARRIÉ: g) Hemmung des fermentativen Hämoglobinabbaues zu Gallenfarbstoff durch Katalase. (III. Mitt.) Klin. Wschr. **1934**, 1074.
— — h) Zur Natur des durch Eisessig-Äther-Extraktion nachgewiesenen Gallenfarbstoffes beim fermentativen Blutfarbstoffabbau in vitro. (IV. Mitt.) Klin. Wschr. **1934**, 1075.
— — i) Über die Bildung des Gallenfarbstoffes. Med. Welt **1935**, 1135.
— und H. POULLAIN: Abhängigkeit der Porphyrinausscheidung im Harn des bleivergifteten Kaninchens vom Säure-Basen-Haushalt. Arch. exp. Path. Pharm. **177**, 543 (1935).
— und H. G. CHRIST: Der Einfluß von Kalzium auf die Porphyrie bei Blei-Intoxikation. Dermat. Z. **1936**, 14.
— und H. SCHÜMMER: Der Einfluß von Protoporphyrin auf die L-Askorbinsäure. Biochem. Z. **1940**, 14.
— und J. KRIEG: Über die Porphyrinbildung bei der Sulfonamidtherapie. Arch. Dermat. **182**, 421 (1941).
SCHULZE, W.: Zwei Fälle von rezidivierender Alopecie bei rezidivierender Polyneuritis. Diss. Hamburg 1931.
SCHUPPLI, R.: Neuere Ergebnisse der Allergieforschung. Dtsch. med. Wschr. **1957**, 2057.
SCOTT, F. P., und W. GROTEPASS: Über verschiedene Formen von Porphyrie bei Weißen und Bantus in Südafrika. Med. Klin. **1956**, 679.
SELYE, H., and E. J. PENTZ: Pathological correlation between periarteriitis nodosa, renal hypertension and rheumatic lesions. Canad. med. Ass. J. **49**, 264 (1943).
SHEMIN, D., and C. S. RUSSELL: δ-Amino levulinic acid: its role in the biosynthesis of porphyrins. J. Amer. chem. Soc. **75**, 4873 (1953).
SHERWOOD, M.: Polyneuritis recurrens. Virchows Arch. **123**, 166 (1891).
SIEGENTHALER, W., und U. ISLER: Klinische und pathologisch-anatomische Beobachtungen bei einem Fall von Periarteriitis nodosa. Schweiz. med. Wschr. **1956**, 355.
SILBERBERG, M., und A. LUBLIN: Pathologie und Klinik der Periarteriitis nodosa und Arteriitis syphilitica. Arch. path. Anat. **252**, 240 (1924).
SILBERMANN, J.: Zur Klinik und pathologischen Histologie der Periarteriitis nodosa. Mschr. Psychiatr. **72**, 225 (1929).
SNAPPER, J.: Über Bauchkoliken und Porphyrinurie. Klin. Wschr. **1922**, 567.
— Porphyrinurie mit und ohne Koliken. Dtsch. med. Wschr. **1922**, 619.
SORGO, J.: Beitrag zur Kenntnis der recurrierenden Polyneuritis Z. klin. Med. **32** (Suppl. Heft), 223 (1897).
SPÜHLER, O.: Porphyrie und Bleivergiftung. Schweiz. med. Wschr. **1940**, 369.
STAMMLER, A.: Neurologische Syndrome bei der Periarteriitis nodosa. Fortschr. Neurol. Psychiat. **1950**, 606.
STETTLER, M. H.: Die Therapie der Periarteriitis nodosa. Diss. Würzburg 1957.
STICH, W.: Neue Ergebnisse zur Frage der akuten Porphyrie. Verh. dtsch. Ges. inn. Med. **1954**, 513.
— und P. DECKER: Experimentelle Porphyrie durch Derivate substituierter Allylessigsäuren und Pathogenese der menschlichen akuten Porphyrie. Naturwissenschaften **1955**, 161.
— und H. GÖTZ: Über die kombinierte hepatische Porphyrie. Dtsch. med. Wschr. **1957**, 29.
STOCKVIS, B. J.: Zur Pathogenese der Hämatoporphyrinurie. Z. klin. Med. **29**, 1 (1895).
STRUCK, G.: Über anatomische Befunde bei Porphyrin-Polyneuritis. Nervenarzt **1958**, 418.
STUCKE, F.: Über die rezidivierende Polyneuritis. Nervenarzt **1947**, 328.
SUMMERS, V. K.: The nervous manifestations of periarteriitis nodosa. Lancet **1950**, 1148.
TANNHAUSER, S. J.: Lehrbuch des Stoffwechsels und der Stoffwechselkrankheiten. G. Thieme 1957.
TAYLOR, I., N. L. SOLOMON, G. S. WEILAND and F. H. J. FIGGE: Chronic porphyria. J. Amer. med. Ass. **131**, 26 (1946).
THIELE, R.: Ein Fall von akuter genuiner Hämatoporphyrie mit Polyneuritis und symptomatischer Psychose. Mschr. Psychiatr. **55**, 337 (1924).
— Cerebrale Krampfanfälle bei akuter Porphyrie. Nervenarzt **1942**, 521.
THOMAS, H. M.: Recurrent polyneuritis. Philad. Med. J. Nr. 20 (1898) (Ref. Jahrb. Neur. **1898**, 768).
TROSTDORF, E.: Vegetativ-thalamische Erscheinungen bei akuter Porphyrie (Beitrag zur Klinik der akuten Porphyrie). Dtsch. Z. Nervenheilk. **170**, 130 (1953).

VANOTTI, A.: Klinik und Pathogenese der Porphyrien. Erg. inn. Med. **49**, 337 (1935).
— Porphyrine und Porphyrinkrankheiten. In Hdb. inn. Med. VI/2, 627, Berlin: Springer 1944.
— Porphyrinurie und Porphyrinkrankheiten. Hdb. inn. Med. VII/2779, Berlin-Göttingen-Heidelberg: Springer 1955.
— und A. DELACHAUX: Der Eisenstoffwechsel und seine klinische Bedeutung. Basel: Benno Schwabe 1942.
VIGLIANI, E. C., und J. WALDENSTRÖM: Untersuchungen über die Porphyrine beim Saturnismus. Arch. klin. Med. **180**, 182 (1937).
WÄHRLE, J.: Akute Porphyrie mit besonderer klinischer Symptomatik (Myasthenie, Anfallsgeschehen, Guillain-Barré'sches Syndrom). Nervenarzt **1955**, 69.
WALDENSTRÖM, J.: Some observations on acute porphyria and other conditions with a change in the excretion of porphyrins. Acta med. scand. (Stockh.) **83**, 281 (1934).
— Die akute Porphyrie, ein oft verkanntes Krankheitsbild. Sv. Läk.-Tidn. **1935**, 281.
— Studien über Porphyrie. Acta med. scand. (Suppl.) **82**, 1 (1937).
— Neurological symptoms caused by so-called acute porphyria. Acta psychiatr. (Kbh.) **14**, 375 (1939).
— Studies on the incidence and heredity of acute Porphyria in Sweden. Acta genet. **6**, 122 (1956).
— The Porphyrias as inborn Errors of Metabolism. Amer J. Med. **22**, 758 (1957).
— und V. VAHLQUIST: Studien über die Entstehung der roten Harnpigmente (Uroporphyrin u. Porphobilin) bei der akuten Porphyrie aus ihrer farblosen Vorstufe (Porphobilinogen). Z. physiol. Chem. **260**, 189 (1939).
— und S. WENDT: Tierexperimentelle Studien über den Porphyrinstoffwechsel. Z. physiol. Chem. **259**, 157 (1939).
WALTHARD, B., und K. M. WALTHARD: Periarteriitis nodosa. In Hdb. spez. Path. Anat. u. Histolog. Erkrankg. ZNS XIII/I/B. Berlin-Göttingen-Heidelberg: Springer 1957.
WATSON, C. J.: Porphyrin Metabolism and Porphyria. Lancet **1951**, 539.
— Porphyria, Advances in Internat. Medicine. Vol. 6. Year Book Publishers, Chicago 1954.
—, and E. A. LARSON: The urinary coproporphyrins in health and disease. Physiol. Rev. **27**, 478 (1947).
—, and S. SCHWARTZ: A simple test for urinary porphobilinogen. Proc. Soc. exp. biol. Med. **67**, 393 (1941).
— R. L. VARCO and R. SCHMID: An unusual case of acute porphyria with Volvulus and Gangrene of the cecum. Amer. J. Med. **22**, 980 (1957).
WEISS, H.: Zur Kenntnis der Porphyrinkrankheiten. Arch. klin. Med. **149**, 255 (1925).
WERTHEIM-SALOMONSON, J. K. A.: Neuritis und Polyneuritis (Rezidivierende Neuritis). In Lewandowskys Hdb. der Neurologie Bd. II, Berlin: Springer 1911.
WERNER, E.: Das klinische und pathologisch-anatomische Bild der Periarteriitis nodosa. Diss. Med. Akad. Düsseldorf 1935.
WESTALL, R. G.: Isolation of porphobilinogen from the urine of a patient with acute porphyria. Nature (London) **170**, 614 (1952).
WINKELMANN, N. W., and M. T. MOORE: Disseminates necrotizing periarteriitis (P. n.). J. Neuropath. **9**, 60 (1950).
WINKLER, S.: Über einen in ätiologischer Beziehung unklaren Fall von Polyneuritis chronica mit spinalen Veränderungen. Dtsch. Z. Nervenheilk. **12**, 402 (1898).
WOHLFAHRT, S.: Hämatoporphyrinurie mit Muskelatrophien. Sv. Läk.-Tidn. **1933**, 492.
WRIGHT, J. S.: Vascular Disease. Clinical Practice. The Year Book Publishers. Chicago 1948.
ZEEK, P. M.: Periarteriitis nodosa. A critical review. Amer. J. clin. Path. **22**, 777 (1952).

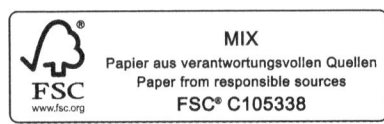

MIX
Papier aus verantwortungsvollen Quellen
Paper from responsible sources
FSC® C105338

If you have any concerns about our products,
you can contact us on
ProductSafety@springernature.com

In case Publisher is established outside the EU,
the EU authorized representative is:
Springer Nature Customer Service Center GmbH
Europaplatz 3, 69115 Heidelberg, Germany

Printed by Libri Plureos GmbH
in Hamburg, Germany